Hans Jellouschek

Bis zuletzt die Liebe

HERDER spektrum

Band 5553

Das Buch

„Der Krebs hat uns herausgefordert zu einer Auseinandersetzung mit dem Leben, die uns bereichert und in eine Tiefe der Liebe geführt hat, die wir sonst nicht erreicht hätten.“ (Hans Jellouschek)

Hoffnung, Hilflosigkeit und Angst, Enttäuschung und Wut – diese Gefühle sind da, wenn ein Paar mit der Nachricht konfrontiert wird: einer von uns hat Krebs. Warum trifft es gerade mich, dich und uns als Paar? Zwischen Angst und Hoffnung liegt ein langer Weg, den Hans Jellouschek gemeinsam mit seiner erkrankten Frau gegangen ist – bis zum Ende. Leserinnen und Leser erfahren in seinem bewegenden Bericht: Hinter aller Angst kann eine neue Liebe entstehen, die über den Tod hinaus geht. Es gibt immer die Möglichkeit, als Paar gemeinsam die Liebe zu leben. Die Auseinandersetzung mit dem Tod eröffnet auch einen neuen Blick aufs Leben, eine neue Spiritualität bricht auf – das Gefühl und die Erfahrung: Es gibt den Halt in einem größeren Vertrauen.

Der Autor

Hans Jellouschek, Lic. phil., Dr. theol., geboren 1939, ist Lehrtherapeut für Transaktionsanalyse und Psychotherapeut in eigener Praxis mit Schwerpunkt Paartherapie. Von 1978 bis 1987 leitete er die Familienberatungs- und Behandlungsstelle im Psychotherapeutischen Zentrum in Stuttgart. Lebt bei Tübingen.

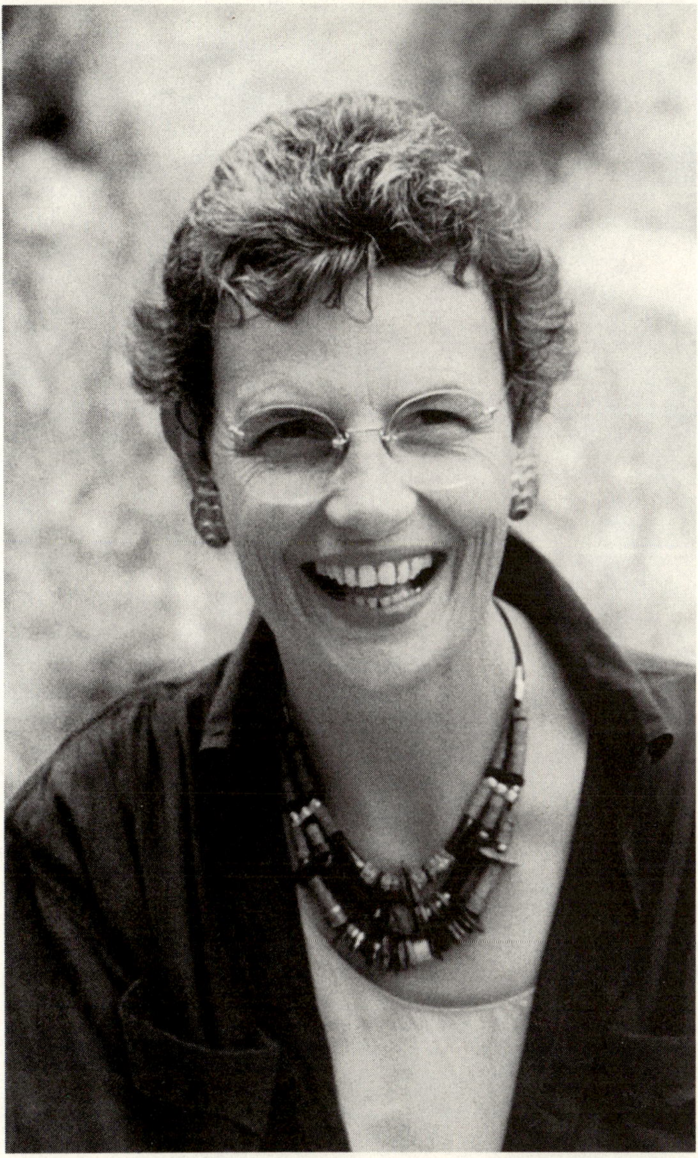

INHALT

PROLOG

Meine Frau Margarete Kohaus-Jellouschek ist am 20. Mai 1998 im Alter von 53 Jahren an Krebs gestorben. Sie litt an einem Non-Hogdkin-Lymphom, das lange Zeit als niedrig maligne eingestuft wurde und wenige Monate vor ihrem Tod in ein hochmalignes transformierte[1]. Zum ersten Mal wurde die Krankheit im Jahr 1982 diagnostiziert, zwei Jahre nach unserer Hochzeit und nach unserem Umzug von Stuttgart ins eigene Haus in der Nähe von Tübingen. In den sechzehn Jahren bis zu ihrem Tod hat Margarete in unterschiedlichen zeitlichen Abständen insgesamt vier Zyklen Chemotherapie gemacht, zuletzt wurde sie noch bestrahlt und mit einem gentechnisch entwickelten Antikörper behandelt.

Wir waren also mehr als eineinhalb Jahrzehnte als Paar mit der Krebserkrankung konfrontiert. Das klingt vielleicht dramatischer als es war, denn es gab zwischen den Behandlungsphasen auch Zeiten, in denen es ihr gut ging und in denen Normalität fast vollständig wiederhergestellt war. Zwischen der Ersterkrankung und dem ersten Rezidiv (d.h. Wiedererkrankung) lagen immerhin acht Jahre. Dennoch war die Krankheit sechzehn Jahre lang unser ständiger Begleiter, denn auch in Zeiten, in denen Margarete und ich unmittelbar nichts davon merkten, war sie in unserem Bewusstsein, in Ängsten und Hoffnungen fast ständig präsent. Wir haben also mit dem Thema Paarbeziehung und Krebserkrankung sehr persönliche Erfahrungen gemacht, und ich kann darum in diesem Buch gar nicht anders, als das Thema aus einer persönlichen Perspektive zu beleuchten.

Andererseits war meine Frau Psychotherapeutin, und bin ich nach wie vor Psychotherapeut, so dass es nicht zu vermeiden war, dass wir in dieser ganzen Zeit auch mit professionellen Augen auf die Erkrankung, auf uns und auf unsere Beziehung geschaut haben. Auch haben wir psychotherapeutisch alles für uns getan, was man so tun kann: Wir waren beide in einer mehrjährigen Einzeltherapie, wir haben Paartherapie gemacht, wir haben „unsere Familien aufgestellt" und Ähnliches mehr. Was sich in diesem ganzen vielschichtigen Prozess für uns persönlich und auch fachlich, also im therapeutischen Umgang mit Krebskranken und ihren Partnern, dabei herauskristallisiert hat, das möchte ich in diesem Buch mitteilen.

Wir haben mit der Arbeit daran als Paar begonnen, und zwar in den Jahren 94/95. Das war nach der dritten chemotherapeutischen Behandlung, und in dieser Zeit ging es Margarete so gut wie in all den Jahren vorher nicht, sodass wir meinten, die Krankheit sei endgültig überwunden. Der Plan war größer angelegt als das, was jetzt daraus geworden ist. Um unsere Aussagen auch ein Stück verallgemeinern zu können, planten wir Interviews mit betroffenen Paaren. Einen Teil davon hat Margarete auch durchgeführt, doch wurde dieses Vorhaben von der erneuten und letzten Erkrankung im Jahr 1996 durchkreuzt, und für eine angemessene Auswertung auch des bereits vorhandenen Materials hätte es der Mitwirkung Margaretes bedurft. So habe ich mich entschlossen, auf diese Quelle fast ganz zu verzichten und mich vor allem auf unsere Erfahrung als Paar zu konzentrieren. Dennoch möchte ich mich – sicher auch im Namen meiner verstorbenen Frau – bei allen Paaren, die bereit waren, Rede und Antwort zu stehen, ganz herzlich bedanken.

Es gibt noch einen weiteren Grund für die Beschränkung auf unser persönliches Erleben: Mehr und mehr wurde es mir zum Anliegen, dieses Buch auch zum Gedenken an meine Frau zu schreiben. Ich verdanke ihr unendlich viel, aber nicht nur ich, sondern viele Menschen, die mit ihr befreundet waren oder mit ihr gearbeitet haben. Ihr Gedächtnis verdient es, wach gehalten zu werden, und dazu möchte ich mit diesem Buch beitragen.

Ich riskiere damit freilich, dass meine Aussagen, über „Krebs und Paarbeziehung“, die ich zum großen Teil nach wie vor „unsere Aussagen“ nennen darf, in vielen Punkten keine Allgemeingültigkeit beanspruchen können, allein schon dadurch bedingt, dass Krebs und Krebs nicht dasselbe ist und andere Krebsarten Paare vermutlich auch vor andere Probleme stellen, von denen hier nicht die Rede ist.

Um diesem Mangel für Leser, die am Thema mehr als an den konkreten Personen, um die es hier geht, interessiert sind, ein wenig abzuhelfen, habe ich zwei Maßnahmen getroffen: Ich habe erstens meinen guten Freund und Kollegen Martin Wickert gebeten, das Manuskript Stück für Stück gegenzulesen. Martin ist psychologischer Psychotherapeut und Leiter des Psychosozialen Dienstes am Interdisziplinären Tumorzentrum Tübingen und hat jahrzehntelange Erfahrung in der Begleitung Krebskranker und ihrer Angehörigen. Er kommentierte aus seiner umfassenderen Sicht meine Ausführungen, und ich habe mich bemüht, wo es mir möglich war, seine Hinweise mit einzuarbeiten. Ich möchte ihm für seine Unterstützung hier sehr herzlich danken.

Zweitens habe ich auf Anregung des Verlagslektors Peter Raab, dem ich dafür hier ebenfalls herzlich danke, jedem Kapitel „Hinweise für ähnlich betroffene Paare“ angefügt. Ähnliches hat sich schon in meinem Buch „Wie Partnerschaft gelingt“[2] sehr bewährt, und ich bitte auch hier wiederum, diese Hinweise als Anregungen zu nehmen und nicht etwa im Sinn von Regeln oder gar Vorschriften.

Margarete und ich lebten 21 Jahre als Paar, 18 Jahre waren wir verheiratet, 16 Jahre davon waren wir mit der Krebserkrankung konfrontiert. Schon kurz nach ihrem Tod lautete mein inneres Resümee - und diese Einschätzung hat sich nicht verändert: Der Krebs hat unser Leben in vielem schwierig gemacht und uns oft bittere Verzichte abverlangt. Aber genau so gilt: Der Krebs hat uns herausgefordert zu einer Auseinandersetzung mit dem Leben, die uns bereichert und in eine Tiefe der Liebe geführt hat, die wir vielleicht sonst nicht erreicht hätten. Dass etwas Derartiges möglich ist und wie es möglich werden kann, das Betroffenen und ihren Partnern in ihren Ängsten und in ihrer Verzweiflung zu vermitteln, das ist ebenfalls ein Anliegen dieses Buches, und sollte dies gelingen, würde das Andenken an Margarete auf die angemessenste Weise wach gehalten, an sie, die so vielen Menschen Kraft und Zuversicht ins Leben zu vermitteln vermochte.

1. KAPITEL: MITEINANDER
DIE KRANKHEIT ALS GEMEINSAME AUFGABE

1. Der Diagnose-Schock

Es ist Herbst 1982, ich sitze im Krankenzimmer eines großen Stuttgarter Hospitals, neben mir liegt Margarete – frisch operiert. Man hat ihr mehrere Lymphknoten aus der Leiste entfernt, um sie genauer zu untersuchen. Das Ergebnis fasst der eintretende Chirurg in den Satz zusammen: „Es ist leider etwas Schlimmes!" Also: Es ist Krebs. Das trifft uns wie ein Keulenschlag. Wir haben gerade unseren Sommerurlaub hinter uns. Drei Wochen lang sind wir mit den Rädern über die süddänischen Inseln gefahren. Herrliche Tage voll Sonne und Freiheit – wenn auch überschattet von dem dringenden Rat eines Arztes, der kurz zuvor eine Geschwulst in Margaretes rechter Leiste betrachtet und gesagt hatte: „Das sieht nicht gut aus! Nach dem Urlaub müssen Sie da unbedingt eine Gewebeprobe entnehmen und untersuchen lassen!" Ich für meinen Teil schob das Bedrohliche von mir nach dem Motto: „Mal abwarten!" Margarete war dazu allerdings weniger imstande. Später hat sie gesagt: „Damals war mir schon ziemlich klar, dass ich Krebs hatte", und sie wies darauf hin, dass sie als Reiselektüre das Buch von Simonton „Wieder gesund werden"[1] mit aufs Fahrrad genommen hatte, ein Buch über Selbstheilung bei Krebs, das damals gerade in aller Munde war. Damit bestätigte sie eine Erfahrung, die schon viele Betroffene gemacht haben: Unabhängig vom Untersuchungsergebnis „wissen" sie schon sehr früh in einem Winkel ihres Bewusstseins von der bedrohlichen Erkrankung. Aber in unseren Gesprächen auf der Urlaubstour war das Thema noch Tabu – bis zu diesem Augenblick im Krankenhaus in Stuttgart. Jetzt war die Bombe geplatzt. Mein erstes Gefühl war: Unsere Zukunft ist zerstört. Allerdings klammerten wir uns beide auch sofort an den folgenden Satz des Chirurgen: „Man kann da aber etwas machen! Dieser Krebs lässt sich ganz gut behandeln!"

Es ist etwas Schlimmes – es lässt sich etwas machen: Zwischen diesen beiden Aussagen sollten wir nun in den kommenden Monaten und Jahren immer wieder hin und her pendeln. Die Diagnose wurde in den darauf folgenden Wochen genauer differenziert und erhielt die komplizierte Bezeichnung „Zentrozytisch-zentroblastisches Non-Hogdkin-Lymphom niedrigen Malignitätsgrades". Aber es war immer noch „Krebs". Margarete war bis dahin von robuster Gesundheit gewesen. Sie war von ihrer Vitalität so überzeugt, dass sie nicht einmal eine Kranken-Zusatz-Versicherung abgeschlossen hatte, weil ein Krankenhausaufenthalt für sie ganz undenkbar gewesen war. Und der Gedanke an Krebs lag uns überhaupt völlig fern. Noch nie hatten wir uns eingehender mit dieser Krankheit befasst. Wir mussten uns mit dieser und in dieser Situation erst einmal einigermaßen fangen, zurechtfinden und orientieren.

Das war schwierig. Der Onkologe, dem die Behandlung in der Folgezeit übergeben wurde, machte rasch einen dezidierten Behandlungsvorschlag, von dem wir freilich nur „Chemotherapie" verstanden, ohne einschätzen zu können, was das genau bedeutete. Seiner menschlichen Glaubwürdigkeit, seiner Klarheit und Entschiedenheit standen unsere völlige Desorientierung und der Druck „Es muss möglichst bald etwas geschehen“ gegenüber. So zogen wir nur noch einen anderen Arzt zu Rate, der dem Vorschlag des Kollegen – allerdings ziemlich zögerlich – zustimmte. So schien es uns gar keine andere Wahlmöglichkeit zu geben. Margarete begann die vorgeschlagene Behandlungs-Serie. Über ein knappes Jahr hin unterzog sie sich sechs aufeinander folgenden einwöchigen chemotherapeutischen Behandlungszyklen. Der Erfolg war bald sichtbar: Schon nach der ersten Behandlungswoche waren die bis zu Hühnerei-Größe gewucherten Lymphknotenkonglomerate in ihrem Bauchraum um mehr als die Hälfte geschrumpft. Am Ende der Behandlungsserie, im Sommer des darauf folgenden Jahres, wurde eine „Totalremission“ (ein völliges Verschwinden des Krebses) festgestellt. Wir waren sehr erleichtert. Allerdings: Es war ein schwieriges Jahr gewesen: für Margarete, für mich und für unsere Beziehung.

Die Menschen reagieren auf Chemotherapie sehr unterschiedlich. Manche verkraften sie – auch über längere Zeit hin – gut. Zu ihnen gehörte Margarete nicht. Sie reagierte sowohl körperlich wie psychisch äußerst sensibel auf die Zellgifte in ihrem Körper und litt furchtbar darunter.

Außerdem: Die Behandlung hatte im Herbst 1982 begonnen. Zu diesem Zeitpunkt war unser Arbeitsjahr 1983 schon vollständig durchgeplant. Ich leitete zu diesem Zeitpunkt mit einem Fünfzig-Prozent-Auftrag eine Beratungsstelle, die noch im Aufbau begriffen war, und in der restlichen Zeit war ich freiberuflich tätig. Margarete war Mitarbeiterin an dieser Stelle und ebenfalls freiberuflich. Für das kommende Jahr würde sie also fast vollständig ausfallen. Das erlebte ich als Bedrohung, zumal sie damals im Vergleich zu mir die viel bekanntere und erfahrenere Therapeutin war. Das machte mir bei aller Hoffnung, die sich an die Behandlung knüpfte, große Ängste. Zur existenziellen Bedrohung des Lebens meiner Frau kam jetzt noch die Sorge um unser ökonomisches Überleben. Das ist zwar in einer solchen Situation das eindeutig Sekundäre, aber ich war damals zu wenig selbstbewusst und zuversichtlich, als dass ich dies hätte hintanstellen können. Ich wandte sehr viel Energie auf, um die neue Situation in den Griff zu bekommen. Damit ging aber meine Kraft hauptsächlich in eine Richtung, in die Margarete verständlicherweise nicht blickte. Ich war so unter Druck, dass ich nicht mit ihr mitschwingen konnte. Alles musste doch am Laufen gehalten werden! Dadurch fühlte sie sich in ihren Gefühlen, Ängsten und Hoffnungen von mir ziemlich allein gelassen. So bewirkte die Krankheit in dieser Phase eine Entfremdung zwischen uns. Beide hätten wir das mitfühlende Verständnis des anderen dringend gebraucht.

Noch etwas Weiteres war es, das unser Leben in dieser Zeit beschwerte. Es war zwar deutlich, dass die Chemotherapie Wirkung erzielte. Das gab Hoffnung und Ermutigung. Aber die Behandlung hatte auch ihre Nebenwirkungen, und die zeigten sich, je weiter sie fortschritt, immer massiver. Das wird mit einem Schlag deutlich, wenn man Fotos von Margarete aus dem Dänemark-Urlaub unmittelbar vor der ersten Behandlung neben die Fotos legt, die ich nach der vorerst letzten Chemotherapie von ihr gemacht hatte. Es scheinen Jahre dazwischen zu liegen. Natürlich sind ihre Haare wieder gewachsen und natürlich hat sich auch ihr Allgemeinzustand in der darauf folgenden Zeit wieder gebessert. Dennoch zeigen diese Fotos den massiven Einschnitt, den der erste Behandlungszyklus bewirkt hatte. Vorher war sie mit ihren 37 Jahren eine vitale junge Frau gewesen. Nun lag in ihren Zügen etwas Gebrochenes, tief Verletztes. Äußeres Zeichen war, dass sich ihr Monatszyklus, der als eine der Nebenwirkungen ausgefallen war, nicht mehr wieder regenerierte. Sie war also mit einem Schlag eine Frau nach den Wechseljahren. Neben den Auswirkungen auf ihr weibliches Selbstwertgefühl, die daraus resultierten, bedeutete dies: Wir würden nie eigene Kinder haben.

Wir hatten das Kinderthema zunächst immer wieder hinausgeschoben. Ich hatte aus erster Ehe schon zwei Kinder, zwei Mädchen, damals zwölf- und neunjährig, und Margarete wollte zunächst keine eigenen Kinder. Als dann bei ihr der Kinderwunsch auftauchte, war ich durch meine damals noch sehr vage berufliche Situation und durch meine Situation als getrennt lebender Vater noch so verunsichert, dass ich mich nicht darauf einlassen konnte. Endlich, im Laufe der letzten Monate, waren wir beide dahin gekommen, zu sagen: Ja wir wollen ein gemeinsames Kind! Es hatte nicht sofort geklappt – und jetzt war es zu spät. Für mich war das auf Grund der Tatsache, dass ich schon Kinder hatte, kein sehr großes Verlusterlebnis, aber für Margarete brach damit eine Lebensperspektive zusammen – und die unterschiedlichen Gefühle, mit denen wir auf diese Situation reagierten, stellten sich wiederum trennend und vereinsamend zwischen uns.

Bis zum ersten Wiederaufleben der Krankheit und bis Margarete einen zweiten chemotherapeutischen Behandlungszyklus machen musste, dauerte es von diesem Zeitpunkt ab acht Jahre. Das ist eine lange Zeit, und wir waren – und ich bin es immer noch – dankbar dafür. Allerdings war das keine „krebsfreie Zeit" im vollen Sinn des Wortes. Der Krebs blieb weiterhin unser Begleiter, und zwar in einem zweifachen Sinn: Zum einen war die Krankheit in unserem Bewusstsein fast ständig gegenwärtig. Jede der zunächst in kurzen Abständen erfolgenden Kontrolluntersuchungen konfrontierte uns von Neuem mit der Möglichkeit eines Rezidivs. Und zum anderen: Der Krebs war auch real nicht ganz verschwunden. Sehr bald wurden Anzeichen neuerlicher Aktivität sichtbar. Immer wieder tauchte die Frage auf: Behandeln oder abwarten? Und wenn behandeln, dann wie?

Wir hatten uns in der Zwischenzeit sehr viel intensiver umgesehen, und Margarete war aufgrund der Begleiterscheinungen der ersten Behandlung dem schulmedizinischen Vorgehen gegenüber sehr viel skeptischer geworden. Sie widerstand dem Drängen des bisher behandelnden Onkologen nach einer neuerlichen Chemotherapie, konsultierte weitere Ärzte, die einer zuwartenden Haltung das Wort redeten, und begann, alternativmedizinische Wege zu beschreiten. Auch das gestaltete sich nicht immer einfach zwischen uns: Ich neigte den eindeutig formulierten schulmedizinischen Behandlungsvorschlägen zu, immer aus der Haltung: Dann ist es vielleicht ein für allemal überstanden! Margarete erlebte das eher als ein Nicht-Ernstnehmen dessen, was sie durch die Behandlung erlitten hatte und darum wieder als einen Mangel an Einfühlung meinerseits.

Damit keine Missverständnisse aufkommen: Wir haben in dieser ganzen Zeit nicht nur schwierige Erfahrungen gemacht. Es gab auch sehr viel Positives, das sich entwickelte. Darüber will ich später berichten. Hier kommt es mir darauf an, die Klippen gerade am Anfang einer solchen Erkrankung deutlich zu machen. Im Folgenden will ich unsere diesbezüglichen Erfahrungen zusammenfassend nochmals reflektieren.

2. Die Partnerschaft als emotionales Bündnis

Eine derart schwere Krankheit wie Krebs ist wie ein Dritter, der sich in eine Beziehung einmischt. Immer wenn ein Dritter in einer Zweierbeziehung auftaucht, wird das zu einer Art Test für ihre Qualität, weil dieser Dritte sie nicht selten in ihrer Stabilität bedroht. Dies ist bei einem Kind der Fall, das als „Drittes" zum Paar hinzukommt und alle bisher eingespielten Muster durcheinander bringt. Dritte können auch Verwandte sein, die sich zu viel einmischen und Zwietracht zwischen den Partnern säen. Noch bedrohlicher pflegt ein Dritter oder eine Dritte als Außenbeziehung für die Partner zu werden, weil durch sie der Bestand der Ehe unmittelbar bedroht erscheint. Nicht unähnlich, wenn auch auf andere Weise ist es, wenn „der Dritte" eine schwere Erkrankung ist. Denn auch dieser „Dritte" bringt die Zweierbeziehung durcheinander und stellt sie auf eine harte Probe.

Dies war bei uns zunächst einmal deshalb der Fall, weil ich in einer typisch männlichen Weise auf die Krankheit reagierte. Ich tat mich schwer, mich auf die emotionale Ebene, auf der Margarete vor allem reagierte, einzulassen. Ich habe mich hier so verhalten, wie Männer generell geneigt sind, sich zu verhalten. Kollegen, die Krebserkrankte und ihre Partner beraten, bestätigen mir das immer wieder: Männer neigen in einer solchen Situation zur emotionalen Zurückhaltung, nicht weil sie unengagiert sind, sondern weil sie instinktiv auf „Erhaltung der äußeren Stabilität" schalten. Ein Sich-Einlassen auf und Ausdrücken von Mitleid, Trauer und Angst wird als zusätzlich bedrohlich, weil destabilisierend erlebt. Frauen dagegen erleben es gerade umgekehrt: Im Austausch der Emotionen versichern sie sich der Solidarität der anderen und erleben darin gerade Sicherheit, nicht Destabilisierung: Deshalb wünschen sie sich, mit jemandem ihre Gefühle zu teilen, je heftiger sie sind, umso mehr. Männer dagegen neigen in existenziell bedrohlichen Situationen dazu, solche Gefühle abzublocken, um handlungsfähig zu bleiben, selbst da, wo es gar nichts zu handeln gibt. Es hätte sicher unserem gegenseitigen Verständnis geholfen, wenn wir damals realisiert hätten, dass es hier - jedenfalls nicht nur - um individuelles Versagen ging, sondern um generell männlich-weibliche Unterschiede in unserer Einstellung und in unserem Verhalten[2].

Sie hätte meine „Zurückhaltung" leichter nehmen können, und ich hätte dann wohl auch mehr darauf geachtet, mir mehr Raum und Zeit für sie zu nehmen. Dass uns das damals und auch während der zweiten Behandlungsphase nicht gelang, hat uns in die schlimmste Krise unserer Beziehung während der Dauer der Erkrankung gebracht. Daran wurde und wird mir immer wieder deutlich, wie zentral wichtig es ist, dass Männer und Frauen um die Unterschiedlichkeit ihres Verhaltens wissen. Ob nun angeboren oder nicht - auf jeden Fall ist es tief in unserer Tradition und damit auch in uns selbst verankert, und wir können uns davon nicht so einfach distanzieren. Freilich ist das kein Grund für Fatalismus und Resignation. Denn gerade das Verständnis für die Unterschiede hilft uns, dass wir uns gegenseitig öffnen und annähern. Eine Frau kann lernen, die männliche emotionale Zurückhaltung nicht als Gleichgültigkeit gegenüber ihrer Lage zu sehen, und ein Mann kann lernen, sich seiner Frau mehr zu öffnen und die Erfahrung machen, dass emotionale Öffnung nicht zerstört, sondern bereichert und krisenfester macht.

Freilich hätte ich in dieser Situation auch selbst mehr emotionale Unterstützung gebraucht. Ich hatte zwar nicht für Kinder zu sorgen, was für viele Männer, deren Frauen so schwer erkranken, einen wesentlichen Stressfaktor darstellt. Meine Kinder lebten bei meiner ersten Frau und waren dort versorgt. Aber ich war in meinem Beruf nicht stabil und fühlte mich mit allem allein und überfordert. Wenn der Ehepartner an einer derart bedrohlichen Krankheit erkrankt, denken die Freunde und Bekannten verständlicherweise an das Leid des Betroffenen in erster Linie. An die Probleme, die dem Partner daraus entstehen, denkt man viel weniger. Es sind natürlich auch die weniger existenziellen Bedrohungen, und dennoch können sie einem ganz schön zusetzen und vor allem bewirken, dass man zum Allerwichtigsten nicht mehr imstande ist: sich nämlich emotional dem Partner zu widmen. Dazu braucht der Partner des Erkrankten seinerseits dringend die emotionale Unterstützung der Freunde.

Damit die Krankheit als „Dritter" die Partner nicht entzweit, braucht es also das bewusst angestrebte emotionale Bündnis beider angesichts der Bedrohung. Und damit das gelingt, braucht es unterstützende Freunde und vertraute Personen für jeden der beiden. Sie entlasten die Partner, und dies kommt dann auch deren Kontakt miteinander zugute. Das setzt aber voraus, dass man die Erkrankung nicht tabuisiert und sie anderen gegenüber verschweigt. Dass das häufig geschieht, dafür gibt es natürlich gute Gründe. Es gibt ja immer wieder auch Menschen, die nicht damit umzugehen wissen und denen eine solche Information zum Anlass wird, unsensible und unerbetene Ratschläge zu geben oder sie gar in übelwollender Weise zu verwenden. Darum ist es durchaus nötig, sorgfältig abzuwägen, wem gegenüber man die Erkrankung offenbart. Sie wird aber oft auch denen gegenüber verschwiegen, die man zur Unterstützung bräuchte. Man will ihnen vielleicht keine Sorgen machen, oder auch: Man versucht, sich auf diese Weise selber zu schonen. Denn mit dem Aussprechen scheint die Tatsache der Krankheit „noch wirklicher“ und unabweislicher zu werden. Wenn man nicht darüber spricht, scheint sie auch noch weniger „wirklich“ zu sein, als wenn auch der Umkreis davon weiß. Damit macht sich das betroffene Paar aber einsam, und nicht selten wird dadurch die Paarbeziehung stark überfordert. Wir haben zum Glück immer alle, mit denen wir vertraut waren, mit einbezogen, haben alles erzählt, was uns am Herzen lag, auch unsere Konflikte im Zusammenhang mit der Krankheit, und wir haben dafür vielfältige Unterstützung erfahren, die uns sehr geholfen hat.

Durch den „Dritten“, die Krankheit, entsteht leicht eine Situation „Zwei zu Eins“, und zwar auf unterschiedlichste Weise: Entweder der Erkrankte fühlt sich „in den Klauen“ der Krankheit – und erlebt den Partner weit weg. Oder: Der Erkrankte meint genau zu wissen, wie er mit „seiner Krankheit“ umzugehen hat, der Partner aber ist einer ganz anderen Meinung. Die Krankheit wird zum Zankapfel, der die beiden entzweit. Oder auch: Wie mit der Krankheit umzugehen ist, bleibt ausschließliches Thema zwischen dem Erkrankten und den Ärzten, der Partner wird in die Beratungen nicht einbezogen und fühlt sich dadurch „draußen“. Dreierkonstellationen sind generell konfliktträchtige Konstellationen, denn sie tendieren immer dazu, dass ein „Zwei zu Eins“ oder ein „Zwei gegen Einen“ entsteht: Einer fühlt sich ausgeschlossen, und das bringt die Partner auseinander.

Die schlimmste Form dieses „Zwei zu eins“ ist wohl diejenige, von der Begleiter und Begleiterinnen von Krebskranken immer wieder berichten: Es kommt nicht selten vor, dass Männer ihre Frauen, wenn diese an Krebs erkranken, verlassen. Diese Tatsache macht betroffen, empört vielleicht sogar. Was ist mit diesen Männern los? So schlimm auch ich dies empfinde: Was hinter einem solchen Verhalten steckt, kann ich aus eigener Erfahrung gut nachvollziehen. Hier wirkt sich zum einen zweifellos das traditionelle Rollenverständnis von Mann und Frau aus: die Frau als die Versorgende, der Mann als derjenige, der sich versorgen lässt. Die Krankheit lässt dieses Selbstverständnis nicht mehr zu. Die Partnerin zu verlassen, ist eine extreme Form des Protests dagegen. Der Mann kann es nicht ertragen, dass sie durch die Krankheit die fürsorgliche Rolle „aufkündigt“ und zieht in der Trennung die schreckliche Konsequenz daraus. Eine solche Trennung kann auch dadurch motiviert sein, dass der Mann in kindlichem Trotz auf der körperlichen Unversehrtheit seiner Partnerin besteht, und es nicht ertragen kann, dass sie nun eine Versehrte, Geschwächte ist, die nicht mehr seinen Idealbildern entspricht. Ich kann mich noch gut erinnern, dass solche Gefühle – vor allem nach der ersten Wiederkehr der Krankheit – auch in mir waren. Männer, die nicht imstande sind, derartige eigene Reaktionen kritisch zu hinterfragen, stehen in der Gefahr solcher Kurzschlusshandlungen, die natürlich auf die Partnerin in dieser Situation eine verheerende Wirkung haben müssen.

Zu Beginn der Krankheit scheint mir unter dem Aspekt der Paarbeziehung also das Allerwichtigste zu sein, dass die Partner darauf achten, im Blick auf die Krankheit ein stabiles emotionales Bündnis zwischen sich herzustellen, aufrechtzuerhalten und zu vertiefen. Das heißt mit anderen Worten: Die Krankheit darf nicht länger nur Sache des Erkrankten allein bleiben. Sie wird zu einer gemeinsamen Sache des Paares gemacht. Denn die Paarbeziehung als solche ist dadurch betroffen. Darum ist die Krankheit – sicher mit unterschiedlichen Akzenten, aber in einem sehr grundsätzlichen Sinn – eine gemeinsame Angelegenheit beider Partner und der Umgang damit eine gemeinsame Aufgabe. Wird sie es nicht, ist die Gefahr einer Spaltung groß. Wenn Anzeichen dafür deutlich werden, ist es höchste Zeit, Beratung oder/und Therapie in Anspruch zu nehmen. Auch meine Frau und ich haben das gemacht – und diese Paartherapie hat uns wesentlich geholfen, als Paar diese Zeit trotz der geschilderten Anfangsschwierigkeiten schließlich doch gut zu bestehen.

3. Krebs als chronische Krankheit

In der Rückschau habe ich den Eindruck, dass wir anfangs auch ein weiteres Problem nicht gut bewältigt haben. Von heute aus gesehen haben wir uns wohl zu rasch entschlossen, dem ersten Behandlungsvorschlag des Arztes zu folgen. Der Schock der völlig unerwarteten Diagnose ließ uns keine andere Wahl. Das heißt: Krebs war für uns, wie das für die Mehrzahl der Betroffenen der Fall ist, mit Assoziationen von Unheilbarkeit, qualvollem Siechtum, ja auch Tod verbunden. Damit fühlten wir uns unter dem Druck, möglichst rasch einer möglichst radikalen Behandlung zuzustimmen. Krebs und Krebs ist aber nicht dasselbe. In vielen Fällen mag es notwenig sein, so rasch zu handeln. Die Diagnose meiner Frau hätte das nicht nötig gemacht. Um dies sehen zu können, hatten wir uns über die genaue Bedeutung der Diagnose zu wenig kundig gemacht. Gerade beim Non-Hogdkin-Lymphom niedrigen Malignitätsgrades wären andere, sanftere Vorgehensweisen auch aus schulmedizinischer Sicht durchaus in Frage gekommen. Der zweite Arzt, den wir damals konsultiert hatten, deutete dies zaghaft an, und aus später von uns eingeholten ärztlichen Meinungen ging es klar hervor. Aber wir haben nicht so genau hingehört und nicht genauer nachgefragt, einerseits weil wir damals noch mit der ganzen Materie überhaupt nicht vertraut waren, andererseits aber auch aufgrund der erwähnten Katastrophen-Assoziationen.

Durch sie setzten wir uns mächtig unter den Druck, möglichst rasch und radikal zu handeln. So überhörten wir wahrscheinlich geflissentlich, dass der zweite Arzt auch andere Möglichkeiten des Vorgehens andeutete.

Besonnenheit aufzubringen, selber abzuwägen und eigenständige Entscheidungen zu treffen, scheint für die betroffenen „Laien" schwierig oder gar eine Überforderung zu sein. Aber es ist so: Letztlich müssen sie – als Nicht-Fachleute – entscheiden, was zu geschehen hat und was nicht. Margarete lernte es im Laufe der Jahre immer mehr: Nach Einholen aller verfügbaren Meinungen begann sie, ihre Intuition und ihr Gefühl zu befragen, was für sie die richtige Behandlungsmethode wäre und danach traf sie dann ihre Entscheidungen. Freilich ist es unrealistisch zu meinen, sie hätte schon zum Zeitpunkt, da sie die erste Diagnose erhalten hatte, diese Sicherheit in sich finden können. Der eindeutigen Aussage des einen Arztes, der noch dazu Chefarzt war, standen die Andeutungen des anderen, der (allerdings in einer anderen Klinik) „nur" Oberarzt war, gegenüber. Natürlich hielten wir uns an die Sicherheit, die uns der Chefarzt vermittelte. Dass es auch möglich und vielleicht sehr nützlich gewesen wäre, den Andeutungen des anderen genauer nachzugehen und sie zum Anlass zu nehmen, weitere Meinungen einzuholen, dazu fehlte uns damals das nötige Selbstbewusstsein und die realistische Einschätzung, dass auch Fachleute hinsichtlich der Behandlungsmethoden mancher Krebsarten keine einhellige Meinung haben und haben können.

Bei unserer raschen Entscheidung für die „harte Linie" mag noch etwas anderes mitgespielt haben, nämlich die Idee: „Radikale Behandlung – und dann sind wir die Krankheit los". Das heißt: Wir haben den Krebs unausgesprochen als eine akute Krankheit angesehen, die man möglichst rasch „beseitigen" muss. Besser wären wir möglicherweise gefahren, hätten wir uns klar gemacht: Auf jeden Fall, wie immer es verläuft und wie immer es ausgehen mag, ist Krebs eine chronische Erkrankung. Das heißt: Auch wenn die Behandlung ein Erfolg ist, ist damit zu rechnen, dass „es nicht vorbei“ ist. Abgesehen von der bleibenden Möglichkeit von Rezidiven ist beim Krebskranken ja wahrscheinlich, dass er eine generelle Disposition zu dieser Erkrankung hat. Daraus folgt als realistische Einstellung: Wir werden auch in Zukunft mit dieser Krankheit zu rechnen haben. Und: Ab jetzt heißt es, „mit“ dieser Krankheit zu leben und nicht nur „gegen“ sie. Im Laufe der Jahre wurde dies immer mehr zu unserer tragenden Einstellung.

Gegenüber einer Einstellung „Den Krebs besiegen“ scheint das zunächst resignativ, ist es aber keineswegs. Vielmehr hat die Haltung, mit allen erdenklichen Mitteln gegen die Krankheit anzugehen, etwas Destruktives, Selbstzerstörerisches. Dies empfand Margarete im Laufe der Jahre immer deutlicher. „Mit der Krankheit zu leben“, so gut es geht, vielleicht sogar so gut, dass sie sich nicht mehr aktuell meldet, das wurde für ihr Erleben immer eindeutiger die angemessenere Haltung. Auch aus der Rückschau gesehen kann ich dem nur zustimmen. Freilich sehe ich auch: Mein Wunsch, wir hätten den Weg dazu auch schon bei der Erstbehandlung gefunden, ist unrealistisch. Denn wir mussten erst unseren eigenen Lernprozess durchmachen, bis wir zu dieser Einstellung finden konnten.

4. Die Autorität der Ärzte

Schon mehrmals klang in den vorausgehenden Aussagen an, worauf ich jetzt noch eigens eingehen möchte: unser Umgang mit den behandelnden Ärztinnen und Ärzten. Zweifellos ist es für die Erkrankten und ihre Bezugspersonen angemessen, deren Autorität anzuerkennen, und dies, wenn es irgend möglich ist, nicht nur fachlich, sondern auch menschlich in dem Sinn, dass man sich ihnen und ihrer Führung im Behandlungsverlauf ein Stück weit auch anvertraut. Allerdings besteht vor allem bei Krebs hier eine große Gefahr: Die bedrohliche Situation bringt es - vor allem am Anfang, wenn man von der Diagnose überrumpelt ist - mit sich, dass man ihre Autorität übersteigert, um daran einen Halt zu haben und seine Hoffnung daran zu hängen. Manchmal tragen Ärzte auch dazu bei, indem sie sich in dem verständlichen Bestreben, Sicherheit und Klarheit zu vermitteln, wissender geben als sie sind und zu einem bestimmten Vorgehen entschlossener, als es bei Lage der Dinge gerechtfertigt ist.

Als ich nach dem Tod meiner Frau einen ihrer behandelnden Ärzte nochmals aufsuchte, um Rückschau zu halten, sagte er zu mir: „Im Grunde wissen wir über die richtige Behandlungsmethode bei diesem Krebs sehr wenig. Ich habe ja ab und zu auch andere Vorschläge gemacht. Aber ihre Frau spürte immer, was für sie das Richtige war und was nicht. Ich habe immer sehr genau auf sie gehört und mich danach gerichtet." Was dieser Arzt sagte, meinte er im Blick auf ihre spezielle Erkrankung, und man kann diese Aussage sicher nicht generalisieren. Ich glaube aber, dass Ähnliches auch bei vielen anderen Krebs-Diagnosen gilt. Das bedeutet, dass bei aller fachlichen Kompetenz und Überlegenheit des Arztes das Herausfinden der angemessenen Behandlungsmethode ein gemeinsamer Prozess sein sollte und nicht ein „vom Fachmann verordneter", dem sich der Patient einfach unterwirft.

Dies setzt aber voraus, dass der Erkrankte und seine Angehörigen dem Arzt als Partner gegenübertreten. Damit meine ich nicht, dass sie der beruflichen Kompetenz nach auf demselben Stand sein müssten oder könnten. Aber man darf nicht unterschätzen, wie wichtig Fragen, Ansichten und Reaktionen „aus dem gesunden Menschenverstand" des betroffenen Laien auch für den Arzt sind, damit dessen Urteilsbildung vorankommt. Im Endstadium der Erkrankung meiner Frau ging es einmal um eine – neuerliche – Verlegung in die Urologie. Da sich meine Frau hier sehr unwohl gefühlt hatte und ich keinen triftigen Grund dafür sah, wandte ich ein: „Muss das wirklich sein? Aus welchem Grund?" Darauf stutzte der Chefarzt und antwortete nach einer kurzen Pause: „Sehen Sie, solche Fragen stellen wir uns bei unseren Routine-Abläufen gar nicht mehr. Sie haben recht, eigentlich ist es von der Sache her wirklich nicht nötig. Gut dass Sie uns darauf aufmerksam machen!" Trotz des notwendigerweise fachlichen Vorsprungs sind die Ärzte – vor allem bei Krebskranken – dem „Laien" gar nicht so weit voraus, wie dieser manchmal fantasiert und im Interesse der Gesundung sich wünschen würde.

Wir konnten es zu Beginn verständlicherweise nicht, aber wir lernten es im Laufe der Jahre immer mehr einzusehen: Ärzte verfügen über keine übermenschlichen Kräfte und Fähigkeiten. Auch wenn sie hervorragende Fachleute sind, sie sind Menschen wie wir, Menschen mit Vorzügen, Grenzen und Schwächen. Darum ist für einen guten Verlauf der Auseinandersetzung mit der Krankheit die eigenständige und partnerschaftliche Kooperation des Kranken und seiner Angehörigen durchaus nötig. Kooperation heißt einerseits „mitmachen", „sich einlassen auf", aber Kooperation heißt andererseits auch: Die Dinge so weit wie möglich klären; alle Fragen stellen, die einem zu bestimmten Punkten kommen. Manches auch in Frage stellen, was einem nicht einleuchtet. Sich nicht abspeisen lassen, sondern nachhaken, wenn etwas nicht plausibel ist. Andere Meinungen einholen, selbst wenn man damit riskiert, die Eitelkeit eines behandelnden Arztes zu verletzen. Und Kooperation heißt auch: eigene Ideen einbringen und Stellungnahme dazu verlangen. Auf Dinge, die nicht gut laufen, immer wieder hinweisen, damit sie wahrgenommen werden. Man könnte diese Liste fortsetzen und in jedem Einzelfall kämen noch andere Dinge hinzu. Auf jeden Fall ist Kooperation nicht nur Anpassung, sondern bedeutet Mitwirkung aus eigener Überzeugung und eigener Verantwortung. Viele Betroffene beachten das zu wenig.

Unser partnerschaftliches Verhältnis zu den Ärzten wurde noch durch einen weiteren Umstand sehr befördert: Wir haben im Laufe der Zeit die schwierige Situation dieser Frauen und Männer immer mehr verstehen gelernt. Freilich wird die von ihnen selbst oft in unangemessener Weise verschleiert. Aber gerade bei Krebskranken ist es doch so, dass sie immer wieder Entscheidungen treffen müssen, bei denen es ganz unsicher ist, welchen Effekt sie haben werden. Häufig ist es nichts anderes als „ein Probieren". Verleugnet man das und setzt den Arzt auf einen hohen Thron, wiegt einen das zwar zunächst in Sicherheit. Wenn es aber dann nicht den erhofften Erfolg bringt, schlägt es ins Gegenteil um: Der Arzt ist dann schuld, man wird misstrauisch und klagt an. Genau das ist die fatale Dynamik, die sich aus der vorausgehenden Idealisierung ergibt. Der „Herrgott in Weiß" entspricht nicht den Erwartungen, also wird er vom Thron gestürzt und verteufelt. Dagegen muss dieser sich wiederum verteidigen und schützen, was Patient und Angehörige in noch größere Distanz zum Arzt bringt und die Atmosphäre vergiftet.

Wie sehr solche Abläufe Ärzten oft zu schaffen machen und wie sehr sie menschlich darauf angewiesen sind, dass Patienten und Angehörige die Beziehung von ihrer Seite aus anders gestalten, das wurde mir deutlich an den Aussagen eines Oberarztes, der in den letzten Monate viel mit meiner Frau zu tun hatte. Nach ihrem Tod meinte er zu mir: „Ihre Frau war eine Patientin, wie man sie sich als Arzt wünscht. Mit ihr konnte man wirklich kooperieren. Sie hat einen weder idealisiert noch verdächtigt. Wenn etwas Erfolg hatte, konnten wir uns miteinander freuen, und wenn etwas schief ging, konnten wir miteinander traurig sein."

Zu Kooperation und partnerschaftlichem Verhältnis gehört also, dass man sich - bei aller Anerkennung fachlicher Kompetenz - menschlich in Augenhöhe des Arztes hält. Diese Haltung innerlich immer wieder einzunehmen, ist nicht einfach. Die immer noch starre Krankenhaushierarchie zieht Patienten wie Angehörige in ihren Bann und führt zu unterwürfigem, oder - wenn sich der gewünschte Erfolg nicht einstellt - zu trotzig-rebellischem Verhalten und damit zu einer Situation, unter der alle zusätzlich leiden.

Auch hier ist wieder das sichere emotionale Bündnis zwischen dem Erkrankten und seinem Partner von großer Wichtigkeit: Damit sie diese partnerschaftliche Haltung den Ärzten gegenüber immer wieder erreichen, müssen sie sich wechselseitig ermutigen und unterstützen. Das kann zum Beispiel dadurch geschehen, dass sie wichtige Gespräche mit dem Arzt vorher miteinander diskutieren und geeignete Strategien des Vorgehens miteinander entwickeln. Vielleicht machen sie es sich sogar zur Regel, solche Gespräche grundsätzlich als Paar mit dem Arzt zu führen und nicht zuzulassen, dass sie allein zwischen Patient und Arzt stattfinden. Ansonsten geschieht es leicht, dass der Arzt zum „Dritten" wird, der die Partner dadurch entzweit, dass der eine ihn idealisiert und der andere ihn - vielleicht gerade deshalb - heruntermacht.

Genau so destruktiv kann es allerdings sein, wenn das Bündnis der Partner derart wird, dass es den Arzt daraus ausschließt, sodass dieser seine Aufgabe nicht mehr erfüllen kann, wenn also aus dem emotionalen Bündnis der Partner ein „Bündnis gegen den Arzt“ wird. Dazu kommt es zum Beispiel dann, wenn die Partner sich darin gegenseitig bestärken, dass an allem, was von Seiten der Ärzte kommt, irgendetwas nicht in Ordnung und auszusetzen ist. Oder auch, wenn sie beginnen, Alternativmethoden so zu favorisieren und zu verabsolutieren, dass daraus eine Ablehnung gegen alles wird, was der Arzt vom schulmedizinischen Standpunkt aus vertritt. Dann kommt dieser in die Rolle des „Gegners“, und ein fruchtbares Zusammenspiel in der „Triade“ wird immer schwieriger. Die Gefahr, dass diese Konstellation entsteht, wird ebenfalls dadurch verringert, dass beide Partner darauf achten, den Arzt immer wieder in die Gespräche mit einzubeziehen. Dies ist der wirksamste Schutz sowohl gegen idealisierende als auch angstvolle und abwertende Projektionen auf die Autoritäten im Krankenhaus, die die funktionierende Triade Arzt – Patient – Partner zerstören.

Was ich hier über das partnerschaftliche Verhältnis zu den Ärzten gesagt habe, gilt in ähnlicher Weise auch für die Schwestern und Pfleger. Auch sie sind wichtige „Dritte“, die Autoritätsrollen innehaben, die für den Kranken und seinen Partner von großer Bedeutung sind. Auch die pflegenden Frauen und Männern haben wir immer mehr als Menschen mit ihren Stärken und Schwächen zu sehen gelernt. Margarete war trotz der Krankheit immer wieder bereit, nicht nur an sich zu denken, sondern sich auch in ihre Lage hineinzuversetzen und Verständnis für sie zu entwickeln, ohne die eigenen Interessen dabei aus den Augen zu verlieren. Das hat ihr wiederum sehr viel Wertschätzung von Seiten der Schwestern und Pfleger eingebracht und kam auch wieder ihr selber zugute. Denn was diese dann manchmal bereit waren für sie zu tun, das ging über ihre Pflichtaufgaben deutlich hinaus. Wir haben also das, was wir an wertschätzend partnerschaftlicher Haltung den behandelnden und pflegenden Frauen und Männern entgegengebracht haben, von diesen wieder zurückbekommen. Das war - trotz allem Leid, das der Krebs über uns gebracht hat - eine sehr gute Erfahrung, für die ich immer noch dankbar bin.

Hinweise für ähnlich betroffene Paare

- Stichwort „Bündnis“

1. Eine schwere Erkrankung ist wie eine „dritte Person“, die sich in die Beziehung der Partner einmischt und sie entzweien kann. Setzen Sie deshalb alles daran, die Bindung zueinander zu stärken und angesichts der Krankheit ein emotionales Bündnis miteinander zu schließen. Anders ausgedrückt: Machen Sie die Krankheit zum *gemeinsamen* Problem!

2. Mindestens genau so wichtig wie äußere Fürsorge für den Kranken und Einsatz für das Weiterfunktionieren des Familienbetriebes ist das Eingehen auf die Gefühlsebene des Kranken. Geben Sie dem Partner Raum für seine Gefühle von Wut, Trauer, Enttäuschung usw., reden Sie ihm diese nicht aus und schotten Sie sich nicht dagegen ab.

3. Vor allem Männer neigen dazu, an einem bestimmten Bild der Partnerin als „funktionierende“, „fürsorgliche“, „körperlich Unversehrte“ festzuhalten. Wenn sie als Erkrankte diesem Idealbild nicht mehr entspricht, distanzieren Sie sich von ihr. Falls Sie solche Tendenzen in sich spüren:

Setzen Sie sich ernsthaft damit auseinander, holen Sie sich zum Beispiel Hilfe in einer Psychotherapie. Sonst besteht die Gefahr, dass Sie noch zusätzlich zur Krise der Krankheit die Paarbeziehung gefährden.

4. In Ihr „Zweierbündnis“ müssen Sie ab jetzt auch immer wieder „Dritte“ aufnehmen, vor allem Ärzte und Pflegepersonal, die Sie als Helfer brauchen. Tun Sie, was möglich ist, damit zwischen Ihnen „funktionierende Triaden“ entstehen. Bleiben Sie mit ihrem Partner zusammen in ständiger Kommunikation mit den jeweiligen „Dritten“ und vermeiden Sie Konstellationen von „Zwei gegen Einen“, die in konflikthaften Situationen sehr leicht entstehen und dann sehr zerstörerisch wirken.

- Stichwort „Zusammenarbeit mit den Fachleuten“

1. Lassen Sie zwischen dem Arzt und Ihnen als Paar kein „Oben-Unten-Verhältnis“ entstehen. Anerkennung seiner Fachautorität heißt nicht Unterwerfung. Sorgen Sie - soweit es an Ihnen liegt - für ein kooperatives Verhältnis. Dieses setzt voraus, dass man einerseits seine eigenen Standpunkte freimütig vertritt, aber sich andererseits auch in die Lage des anderen hineinversetzt.

2. Versuchen Sie stets, dem Arzt „in Augenhöhe“ zu begegnen. Überhöhen Sie seine Autorität nicht, dann müssen Sie ihn bei Enttäuschungen auch nicht verteufeln.

3. Wenn Sie eine Diagnose wie Krebs bekommen haben, erkundigen Sie sich eingehend, wie rasch ein unmittelbares Eingreifen wirklich nötig ist. „Möglichst rasch möglichst radikal“ ist nicht immer die beste Strategie! Versuchen Sie, Zeit zu gewinnen, um vor allem über Behandlungsstrate-

gien noch andere Meinungen einzuholen. Letztlich müssen immer Sie und Ihr Partner entscheiden. Vertrauen Sie Ihrer Intuition, wenn es widersprüchliche Meinungen gibt.

4. Wenn Sie vom Krebs betroffen sind, stellen Sie sich gemeinsam darauf ein, dass Sie es ab jetzt mit einer chronischen Krankheit zu tun haben. Das heißt: Selbst wenn die Behandlung sehr erfolgreich ist, müssen Sie mit Rezidiven rechnen. Bei allem Bemühen um wirksame Behandlungsmethoden: Machen Sie sich mit dem Gedanken vertraut, ab jetzt - jedenfalls für eine lange Zeit - „mit der Krankheit leben" zu müssen.

2. KAPITEL: LEBENSQUALITÄT
UNSER RINGEN UM EIN ANGEMESSENES KRANKHEITSVERSTÄNDNIS

„Wieso habe ich Krebs bekommen? ... Ich muss fundamental etwas falsch gemacht haben, sonst könnte ich nicht krebskrank sein ... Was ist die Ursache für den Krebs?“

Margarete in einer Tagebuchaufzeichnung

1. Warum gerade ich?

Wir verfügen bei der Frage, wie Krebs entsteht und was seine Ursachen sind, nur über Teilerkenntnisse. Es gibt darüber viele Auffassungen, und es ist schwer bis unmöglich, sich ein Bild davon zu verschaffen, was gesichertes Wissen, was Hypothese, Annahme oder vage „Ahnung“ ist. Darum findet der Betroffene auch so gut wie nie eine sichere Antwort auf die Frage: Warum habe ich diese Krankheit bekommen? Es könnte ein verborgener Virus sein oder schädliche Umwelteinflüsse oder psychischer Stress, der meine Abwehr zusammenbrechen ließ ... Wir tappen im Dunkeln, und das führt dazu, dass wir die Frage bei dieser Erkrankung immer wieder stellen und die unterschiedlichsten Antworten versuchen. Dieser Prozess wird in der Fachliteratur als Suche nach und Entwerfen von „subjektiven Krankheitstheorien“ dargestellt[1].

Natürlich hat diese Frage auch Margarete beschäftigt: „Warum gerade ich?" Und auch als Paar haben wir uns gefragt: „Warum hat es gerade uns getroffen?" Natürlich haben wir als Antwort darauf auch unsere subjektiven Krankheitstheorien entwickelt. Dieser Prozess war für unser Bemühen um eine gemeinsame Krankheitsbewältigung von großer Bedeutung, und er ist es, so meine ich, für jedes betroffene Paar. Denn subjektive Krankheitstheorien wirken sich auf den Umgang der Betroffenen mit der Krankheit aus, ob ihnen dies bewusst ist oder nicht. Diese Auswirkungen können positiv sein, sie können aber auch schlimme Folgen haben. Beides haben wir an uns selber erfahren, und darum wende ich mich in diesem Kapitel dem Thema zu und damit der Frage: Wie kann ein Krankheitsverständnis entwickelt werden, das bei der Bewältigung der Krankheit hilfreich ist?

Als Erstes fragen wir uns: Warum entwerfen Betroffene – Erkrankte und Angehörige – solche subjektiven Krankheitstheorien? Welche Funktion haben sie? In der Literatur wird auf folgende Punkte hingewiesen:

1. Subjektive Krankheitstheorien enthalten Erklärungen. Sie schaffen damit in einer Situation äußerster Verwirrung und Irritation eine gewisse Ordnung und damit Orientierung. Es werden dadurch Sinnzusammenhänge hergestellt. Der völlig unerwartete Schicksalsschlag wird dadurch irgendwie verstehbar, selbst wenn die Erklärung unangenehme „Wahrheiten" enthält, wie zum Beispiel: „Ich habe Krebs bekommen, weil ich mich in den letzten Jahren dauernd überfordert habe ..." Oder: „Ich habe Krebs bekommen, weil ich den Verlust meiner Mutter nicht verkraftet habe."

2. Dadurch entsteht aber in einer sehr ausgelieferten Situation das Gefühl, gewisse Kontrollmöglichkeiten zu haben oder sich verschaffen zu können. Zum Beispiel: „Ich muss also meine Art zu leben verändern und darf mich nicht mehr überfordern." Oder: „Ich muss also noch Trauerarbeit leisten."

3. Dieses Gefühl, gewisse Einfluss- und Kontrollmöglichkeiten zu haben, entsteht vor allem dadurch, dass subjektive Krankheitstheorien Annahmen über eine Ursache oder eine Ursachengruppe derselben Art annehmen. Es wird also ein einliniger Verursachungs-Zusammenhang hergestellt zum Beispiel zwischen ungünstigen Erdstrahlen, Elektrosmog oder einem frühkindlichen Trauma und der Erkrankung („monokausales Erklärungsmodell"). Damit werden entsprechende Maßnahmen nahegelegt, mit denen man dem Krebs beikommen kann.

4. Damit aber wird das Ohnmachtsgefühl der Krankheit gegenüber gemildert, Resignation überwunden und Hoffnung auf Heilung geschaffen.

Damit ist deutlich, dass die Bildung subjektiver Krankheitstheorien einen psychologisch sehr bedeutsamen Vorgang für den Umgang mit der Krankheit darstellt. Pfleger und Ärzte, die die Dinge nur aus medizinischer Sicht betrachten, beachten in der Regel zu wenig, dass es notwendig wäre, sich mit den Betroffenen hinsichtlich ihrer Krankheitstheorien auseinander zu setzen. Denn diese können bei der Bewältigung der Krankheit dienlich sein, sie können sich aber auch sehr negativ auswirken – und zwar vor allem dann, wenn sich die Hoffnung, die durch sie geschaffen wird, als illusionär erweist, sodass im Fall eines Rezidivs oder einer Verschlimmerung der Absturz in die Verzweiflung umso krasser wird.

2. Subjektive Krankheitstheorien

Es gibt zahllose subjektive Krankheitstheorien. Bevor ich auf unseren eigenen Prozess im Umgang damit eingehe, möchte ich zuerst eine gewisse Orientierung geben und sie im Anschluss an Ken Wilber[2] fünf typischen Denkmustern zuordnen:

- Medizinische Krankheitstheorien: Die Krankheit wird auf bio-physikalische Ursachen zurückgeführt. Dieser Krankheitstheorie entsprechen das schulmedizinische Vorgehen (Strahlen, Chemotherapie, Operation) oder auch alternativmedizinische Maßnahmen (zum Beispiel das „Ausleiten" bisher nicht beseitigter Viren, die als Krankheitsverursacher angenommen werden).

- Ökologische Krankheitstheorien: Als Ursachen der Krankheit werden schädliche Umwelteinflüsse (Umweltgifte, Erdstrahlen, Wasseradern) angenommen. Heilung erhofft man dementsprechend vom Aufspüren und Beseitigen dieser Einflüsse (zum Beispiel durch Ausschaltung von Elektrosmog).

- Esoterische Krankheitstheorien: Als Ursprung der Krebserkrankung wird „negatives Denken" angenommen. Durch eine destruktive Haltung sich und seinem wahren Potential gegenüber würde man den Krebs verursachen. Die Kraft des positiven Denkens muss demnach vor allem aktiviert werden.

- Religiöse Krankheitstheorien. Darunter fallen vor allem zwei Typen von Theorien:
  - Die Krankheit wird als Strafe Gottes erlebt für irgendeine Art von moralischem Versagen (religiös-moralische Varian-

te). Gegenmaßnahmen wären hier „Buße und Umkehr".

- Oder sie wird als eine nicht weiter erklärbare Fügung Gottes oder einer transzendenten Macht gesehen (religiös-spirituelle Variante). Bei dieser Auffassung geht es nicht mehr in erster Linie um Bekämpfung der Krankheit, sondern um deren Annahme als Weg eines umfassend, das heißt transzendent verstandenen Heil-Werdens.

• Psychosomatische Krankheitstheorien: Hierher gehören alle Theorien, die als Ursache der Krebserkrankung eine seelische Verletzung der/des Betroffenen ansehen. Der körperlich sicht- und fassbare Krebs ist unbewusster Ausdruck dieser unsichtbaren Verletzung. Der Krebs wird also hier als Symptom für ein anderes – seelisches – Leiden gesehen.
  - Dabei kann die Art der Verletzung als individuelles Trauma verstanden werden (tiefenpsychologische Variante): hierher gehören sowohl frühkindliche Frustrationen, die zur Entstehung der sog. „Krebs-Persönlichkeit" führen, aber auch spätere Schocks und Traumata, wie zum Beispiel plötzliche Verlusterlebnisse durch den unvorhergesehenen Tod eines nahen Menschen, die nicht verarbeitet werden konnten und sich im Symptom „Krebs" einen unbewussten Ausdruck verschaffen. Entsprechend dieser Theorie ist der Heilungsweg hier der der individuellen tiefenpsychologisch orientierten Psychotherapie, durch die das Unbewusste und Verdrängte, nämlich der „eigentliche" Konflikt, dem bewussten Erleben und Verarbeiten zugänglich gemacht wird. Es geht also hier, um einen Buchtitel zu zitieren, um „Psychotherapie gegen den Krebs"[3].
  - Eine andere Variante des psychosomatischen Verständnisses von Krebs nimmt nicht tiefenpsychologische, sondern systemische Zusammenhänge an (Systemische Variante):

Danach ist der Krebs auf die destruktiven Einflüsse krankmachender sozialer Systeme zurückzuführen, denen der Betroffene angehört, hauptsächlich seine Familie oder/ und seine Paarbeziehung. Der Krebs wird hier als „Symptom" eines kranken Systems gesehen und der Erkrankte wird so zum Symptom-„Träger" dieses Systems. Dementsprechend braucht es zur Heilung hier vor allem Familien- und/oder Paartherapie.

Subjektive Krankheitstheorien, so wie wir ihnen bei Erkrankten und ihren Angehörigen begegnen, sind keine Theorien im strengen Sinn. Sie sind in der Regel nicht abstrakt durchgedacht und kognitiv reflektiert. Man findet in einer Zeitschrift oder in der Aussage eines Heilpraktikers oder Therapeuten eine Auffassung, die einem spontan einleuchtet, weil sie auf das eigene Leben und die Krebsart, von der man betroffen ist, genau zu „passen" scheint. Man hat dadurch ein „Aha-Erlebnis", fühlt sich betroffen, es regen sich alle möglichen Arten von Gefühlen, Entdeckerfreude und Hoffnung, aber auch Schuld- und Angstgefühle. Aus diesen verschiedenartigen Gefühlen erwachsen jeweils entsprechende Handlungsimpulse.[4] Daraus kann dann alles Mögliche entstehen: Maßnahmen, die hilfreich und förderlich sind, aber auch solche, die sich problematisch, ja schädlich auswirken.

So verlangte eine Ärztin, die von der alternativ-medizinischen Theorie überzeugt war, ihr Krebs sei durch falsche Ernährung verursacht, von Margarete, alle schulmedizinischen Maßnahmen auszusetzen und ein bestimmtes Diätprogramm als einzige Maßnahme zu absolvieren. Die Radikalität dieses Anspruchs mag imponieren, aber sie kann höchst gefährlich sein. Margarete wies dieses Ansinnen zurück, worauf die Ärztin die Behandlung ablehnte. Ähnlichen Auswirkungen absolut gesetzter einzelner Krankheitstheorien begegnet man immer wieder. So erregten vor einiger Zeit Eltern in den Medien großes Aufsehen, die die chemotherapeutische Behandlung ihres leukämiekranken Kindes ablehnten. Sie waren überzeugt, dass diese dem Kind schaden würde und brachten es so in akute Lebensgefahr.

Neben dieser Tendenz zur Verabsolutierung einer Theorie und eines Heilungsweges können subjektive Krankheitstheorien aber auch die genau gegenteilige Auswirkung haben: Weil nicht nur die eine, sondern auch die andere und auch noch die dritte Krankheitstheorie etwas Zutreffendes zu enthalten scheint, verzettelt man sich in hektischen Aktivitäten und versucht, tausend verschiedene Wege gleichzeitig zu gehen. Das kostet sehr viel Kraft und manchmal auch sehr viel Geld, und welchen Nutzen es hat, bleibt eine große Frage. Dieser Gefahr der Verzettelung sind wir zeitweise keineswegs entronnen und haben uns damit einen hohen finanziellen Aufwand eingehandelt, abgesehen von den Enttäuschungs-, ja Versagensgefühlen, die damit verbunden waren, wenn sich wieder einmal herausstellte, dass „es nichts gebracht hatte".

Da ein gesichertes Wissen über die Entstehung von Krebs noch sehr bruchstückhaft ist, ist es verständlich, dass Betroffene gern nach jedweder Art von Erklärung greifen, um die drohende Ohnmacht zu überwinden. Auch wenn es keinen wissenschaftlichen Nachweis dafür gibt, widerlegt das ja nicht, dass sie zutreffend sein könnten und dass der Weg, den dieser alternative Arzt oder jener Heilpraktiker eingeschlagen hat, nicht doch zum Ziele führen könnte. Man möchte doch auch nicht Chancen und Möglichkeiten, die sich auftun, ungenutzt lassen. Darum ist es wirklich schwer, einen vernünftigen Weg zu finden zwischen dogmatischer Einseitigkeit und vielseitiger Verzettelung. Margarete lernte im Laufe der Zeit immer mehr, auf ihre Intuition zu achten und das zu tun, wozu sie von innen heraus ein ganzheitliches „Ja" spürte.

3. Hat der Krebs psychische Ursachen?

Psychosomatische Krankheitstheorien spielten für uns von Anfang an eine bedeutende Rolle. Ich gehe darauf hier etwas ausführlicher ein, weil uns daran die Problematik unkritisch übernommener subjektiver Krankheitstheorien überhaupt deutlich geworden ist und weil die Auseinandersetzung damit unser hauptsächlicher Weg war, zu einem angemessenen Krankheitsverständnis zu finden. Psychische Ursachen anzunehmen, lag für uns als Psychotherapeuten ja nahe. Nach psychischen Ursachen fragen aber bei Krebs überhaupt die Menschen sehr häufig, selbst wenn sie sich sonst mit Psychologie kaum beschäftigen, was zweifellos mit dem unfassbaren, ja geheimnisvollen Charakter dieser Krankheit zusammenhängt. Margarete schrieb ziemlich zu Beginn ihrer Krankheit folgendes in ihr Tagebuch:

„Wieso habe ich Krebs bekommen? Ich bin Therapeutin. Ich habe viele Jahre Therapie gemacht. War das alles umsonst? Habe ich mich selber getäuscht? Habe ich mir was vorgemacht? Ich muss fundamental etwas falsch gemacht haben, sonst könnte ich heute nicht krebskrank sein ... Was ist die Ursache für den Krebs? Wenn es eine psychosomatische Erkrankung ist, muss es eine psychologische Ursache geben. Aber was ist die psychologische Ursache? Sind es vielleicht Erlebnisse in meiner Kindheit, die ich bisher nicht entdeckt habe? Ist es vielleicht die Beziehung zu Hans? Liegt darin vielleicht eine Destruktivität, die wir uns bisher nicht eingestanden haben?"

An diesem Zitat wird mehreres deutlich, was mir für psychosomatische Krankheitstheorien typisch erscheint. Weil ich solchen Gedanken auch immer wieder bei Kollegen und Klienten begegne, will ich bei den Aussagen meiner Frau etwas verweilen:

1. Margarete geht hier ganz deutlich davon aus, dass der Krebs eine psychosomatische Erkrankung ist. Bezüglich der Ursache schwankt sie zwischen tiefenpsychologischer und systemischer Variante: Entweder könnten es nicht entdeckte negative Erlebnissen in ihrer Kindheit sein oder destruktive Seiten unserer Paarbeziehung, die den Krebs „hervorgebracht" haben.

2. Die Folgerung aus dieser Hypothese ist bedrückend: „Ich muss fundamental etwas falsch gemacht haben." Entweder habe ich - trotz so viel Therapie - nach wie vor problematische Kindheitserlebnisse nicht aufgearbeitet, ja nicht einmal entdeckt, oder ich mache mir über meine Paarbeziehung etwas vor und nehme nicht ernst, wie problematisch sie ist. Diese bedrängende Schlussfolgerung - fundamental etwas in ihrem Leben falsch gemacht zu haben - lässt sie also zu diesem Zeitpunkt die Krankheit so erleben, wie das auch viele Betroffene von sich berichten: als „Quittung für falsch gelebtes Leben"[5].

3. Damit ist unmittelbar das Thema „Schuld" angesprochen. Die Vermutung, „etwas falsch gemacht zu haben", erzeugt Schuldgefühle: An sich hätte ich etwas Wirksames tun können, um nicht krank zu werden. Ich habe aber nicht das Richtige gemacht. Und dazu noch mache ich mir bzw. machen wir uns über meine bzw. unsere Selbstdestruktivität etwas vor. Also bin ich, sind wir selber Schuld, dass mich / uns

die Krankheit getroffen hat - vor allem wir als Therapeuten, die wir beide sind und die es doch besser hätten wissen und können müssen. Solche Schuldgefühle wirken lähmend und deprimierend. Denn das Geschehene lässt sich nicht mehr ungeschehen machen.

4. Das ist die eine Seite. Andererseits aber enthält ihre Krankheitstheorie, wie das in subjektiven Krankheitstheorien sehr häufig der Fall ist, im Blick auf die Zukunft gleichzeitig auch eine übertriebene Machbarkeitsidee: Es wird nämlich - wie in den meisten anderen subjektiven Krankheitstheorien - ein geradliniger (monokausaler) Zusammenhang zwischen Ursache (Kindheitstrauma oder Partnerbeziehung) und Wirkung (Krebserkrankung) hergestellt. Somit liegt der Gedanke nahe, man könne und müsse - trotz der bisherigen Versäumnisse - jetzt wenigstens noch diese „tiefere Ursache" beseitigen - nämlich mithilfe der Maßnahmen, die der jeweiligen Krankheitstheorie entsprechen, in Margaretes Fall also mithilfe Psychotherapie oder Paartherapie. Damit entsteht ein ungeheurer überfordernder Verantwortungsdruck, der alles andere als entlastend ist, weil alles von der eigenen Anstrengung abhängig erscheint.

Ich erinnere mich, dass ich Margarete damals gelegentlich sehr deprimiert über „ihr Versagen" in der Einzeltherapie, während deren Verlauf sie von ihrer Ersterkrankung betroffen wurde, sprechen hörte. Sie quälte sich mit Selbstvorwürfen und auch mit stillen Vorwürfen gegen ihren Psychotherapeuten, bei dem sie die letzten beiden Jahre mit großem Engagement Einzelstunden genommen hatte. War da nicht etwas fundamental in eine falsche Richtung gegangen? Wie hätte sie sonst bei laufender Therapie Krebs kriegen können?

Ebenso ist mir noch in lebendiger Erinnerung, wie ich mich damals immer wieder mit der Frage gequält habe, die Margarete in ihren Überlegungen ebenfalls aufwirft: Geht vielleicht eine so destruktive Wirkung von mir als Partner aus, dass sie durch die Beziehung krank geworden ist? Schon meiner ersten Frau war es gegen Ende unserer Beziehung sehr schlecht gegangen. Geht überhaupt etwas Krankmachendes von mir aus? Bin ich überhaupt fähig, eine liebevolle, „gesunde" Beziehung zu einer Frau zu leben?

Es dürfte deutlich sein, dass solche Fragen nicht besonders stärkend und nicht sehr förderlich für die Gesundheit sind. Sie schaffen vielmehr nur zusätzlichen diffusen Stress: Einmal durch die Schuldgefühle, von denen sie begleitet sind, und zum anderen auch durch den massiven Druck, den sie schaffen: Ich muss wohl noch diese oder jene Therapie machen, damit ich „an die Wurzel des Übels in mir komme", dann kann ich das Ruder vielleicht herumreißen! Ich erinnere mich hier auch an einen Klienten, der nach einer mehrjährigen Psychotherapie Prostata-Krebs bekam. Er wollte ein Gespräch mit mir, um herauszufinden, ob es in seinem Fall gut wäre, in einem Intensivseminar „seine Familie aufzustellen". Wir fanden nichts, was in seiner Herkunfts- oder in seiner Gegenwartsfamilie ein so unerledigtes Thema gewesen wäre, dass man es in einem derartigen Seminar hätte aufgreifen müssen. Darüber war er aber gar nicht erleichtert. Er meinte, irgendetwas müsse es doch noch geben, wie hätte er denn sonst jetzt Krebs bekommen können! Darum hielt er daran fest, dieses Seminar zu machen.

Das Seminar hat dem Klienten sicher nicht geschadet, ja es mag in vielerlei Hinsicht nützlich gewesen sein. Nur: Eigentlich wäre hier etwas anderes dran gewesen, nämlich die Auseinandersetzung mit seiner Angst vor Siechtum und Tod, die

Auseinandersetzung mit der eigenen Ohnmacht und der eigenen Endlichkeit, anstatt der Illusion nachzujagen, mit einer vielleicht noch ausgefeilteren Therapiemethode die Krankheit „in den Griff zu kriegen".

4. Krebs als Metapher

Die negativen Auswirkungen des psychosomatischen Krankheitsverständnisses können noch beliebig verstärkt werden durch ein metaphorisches oder symbolisches Verständnis der Symptome. Bei Margarete bestand die Symptomatik in Lymphknoten-Wucherungen, die erstmals im Bauch festgestellt wurden. Aus einem Selbsterfahrungskurs in einem renommierten Institut kam sie damals mit der Idee nach Hause: „Bauch" – das hat mit „Mutter" zu tun, könnte also ein Hinweis auf eine frühe Störung in ihrer Mutter-Kind-Beziehung sein. Oder vielleicht hat es auch mit dem Thema ihres eigenen „Mutter-Seins" zu tun. Sie war ja bisher kinderlos geblieben. Ob ihr Unbewusstes durch diese „perverse Schwangerschaft" dagegen protestierte?

Margarete versuchte also hier eine Deutung der „symbolischen Botschaft" der Krankheit. Was bringen solche Versuche? Aus unserer Erfahrung kann ich sagen: Man macht sich damit vor allem verrückt. In ähnlicher Weise lassen sich nämlich bei allen Arten von Krebs metaphorische Parallelen finden: Der Hirntumor kann etwas mit einseitiger Verkopftheit oder mit „Mit dem Kopf durch die Wand wollen" zu tun haben, der Hodenkrebs mit der Sexualität, der Brustkrebs mit dem Thema „Frau-Sein". Oder man kann ganz allgemein von dem ungehemmten Zellwachstum des Krebses ausgehen und darin symbolische Botschaften vermuten: Bist du zu wenig aus dir herausgegangen, und der Körper tut es jetzt auf destruktive

Weise? – Oder: Hast du dich vielleicht anstehenden Entwicklungen versagt – und nun machen sich die Zellen in ihrer Entwicklung selbständig? – Oder: Hast du dich vielleicht nach außen zu wenig zur Wehr gesetzt, und jetzt richtet der Körper die Aggression gegen dich selbst? Aus der „Krankheit als Metapher"[6] lassen sich also alle Variationen einer „Krebs-Persönlichkeit"[7] herauslesen: Die Krankheit will mich darauf aufmerksam machen, welche psychischen Defizite meine Persönlichkeit aufweist, die den Krebs als Kompensation hervorgebracht haben.

Es ist deutlich, dass der Möglichkeiten hier kein Ende ist, und die vermeintliche Entschlüsselung der metaphorischen Botschaft wird auf diese Weise zu einer innerpsychischen oder auch zwischenmenschlichen „Hexenjagd", die zu Selbst- und Fremdverdächtigungen führt, wodurch nur der allgemeine Stress erhöht und eine negative Einstellung zu sich selbst und den wichtigen Bezugspersonen gefördert wird. Auch wenn nicht erwiesen ist, dass es einen ursächlichen Zusammenhang zwischen überhöhtem Stress und einer Krebserkrankung gibt, so verursacht ständiger Stress doch ein erhöhtes allgemeines Krankheits- und Morbiditätsrisiko. Von daher sind die Auswirkungen psychosomatischer Krankheitstheorien gerade gegenteilig zu dem, was sie eigentlich bezwecken. Sie schwächen unter Umständen die Gesundheit generell, statt den Krebs zu überwinden.

Mag sein, dass es ein Fortschritt ist, dass das metaphorische Denken Eingang in der psychosomatischen Medizin gefunden hat, weil damit ja ein ganzheitlicherer Zugang eröffnet wird, als ihn ein eingeengt naturwissenschaftliches Verständnis ermöglicht. Mag auch sein, dass im einzelnen Fall durch spontane und intuitive Einsicht in die symbolische Bedeutung einer

Krankheit individuell wichtige Erkenntnisse gewonnen werden. Ich will diese Möglichkeit nicht bestreiten. Wir haben es aber an uns selbst und auch immer wieder an betroffenen Klientenpaaren erlebt: Die psychosomatische Deutung, vor allem in ihrer metaphorischen Form, führt zu einer ganz ähnlichen Bestrafungsidee, wie sie dem Typ der religiös-moralischen Krankheitstheorie entspricht, die uns heute als vollkommen überholt erscheint: Der Krebs zeigt mir, was ich falsch gemacht habe und ich muss jetzt die Rechnung dafür bezahlen – vielleicht sogar mit dem Tod! Gerade bei Krebs, der mit seiner Rätselhaftigkeit und Bedrohlichkeit nach einer Erklärung förmlich schreit, wird man leicht dazu verführt, Erkenntnisquellen anzuzapfen, die keine sind und lediglich die Illusion von Erkenntnis vermitteln. Wir haben es an uns und auch an Krebspatienten, mit denen wir therapeutisch zu tun hatten, gelernt, auf solche metaphorischen und generell psychosomatischen Deutungsversuche überhaupt zu verzichten und sie da, wo sie an die Betroffenen herangetragen werden, entschieden abzuwehren: zum Schutz und zur eigenen Psychohygiene. Denn das war die generelle Erfahrung: Bei den Betroffenen erzeugen psychosomatische Krankheitstheorien immer Schuldgefühle. Schuldgefühle sind aber nie eine gute Grundlage und Motivation für ein konstruktives Handeln.

Was ich gesagt habe, bedeutet allerdings nicht, dass es unwichtig wäre, welche Ideen jemandem über unerledigte Angelegenheiten aus seiner Geschichte oder mit seinen Bezugspersonen kommen, wenn er vom Krebs betroffen wird. Eine so existenzielle Krise wie sie eine Krebserkrankung ist, veranlasst die Menschen häufig dazu, ihre Aufmerksamkeit auf ihre wichtigen Lebensthemen zu richten und darauf, was bisher nicht gut bewältigt werden konnte. Insofern kann das, was einen – spontan, durch Hinweise in der Literatur oder von

Therapeuten – als mögliche psychische Ursache des Krebses zu beschäftigen beginnt, ein wichtiger Hinweis darauf sein, was generell und unabhängig vom Krebs wichtige und unerledigte Themen in unserem Leben sind, denen sich zu widmen jetzt – angesichts der unabweislichen Bedrohung – dringend ansteht. Die Auseinandersetzung damit kann für die Steigerung der allgemeinen Lebensqualität von großer Bedeutung und damit dem Gesamt-Gesundheitszustand zuträglich sein, auch wenn hier keinerlei ursächlicher Zusammenhang zum Krebs besteht. Darauf werde ich später noch zurückkommen.

Unser Resümee, zu dem wir im Laufe unserer Auseinandersetzungen mit dem Thema „subjektive Krankheitstheorien" ganz allgemein und „psychosomatische Krankheitstheorien" im Besonderen gekommen sind, lautete demnach folgendermaßen: Subjektive Krankheitstheorien stellen immer eine Reduktion der komplexeren und für uns bisher nicht voll verständlichen Wirklichkeit „Krebs" dar. In jeder einzelnen der darin enthaltenen Auffassungen kann ein Stück Wahrheit und Einsicht enthalten sein. Damit werden wir auf Handlungsoptionen hingewiesen, die nützlich und hilfreich sein mögen. Aber es besteht immer auch die Gefahr, dass sich die Betroffenen dadurch ihren Blickwinkel und damit ihre Handlungsoptionen verengen lassen und das Krankheitsgeschehen sogar negativ beeinflussen. Darum sollten Betroffene sich ihre eigenen subjektiven Krebstheorien, die immer vorhanden sind, als erstes bewusst machen, sich dann darüber austauschen und sie schließlich kritisch diskutieren und reflektieren. Dann kann dieser Prozess – wie ich an unserem Beispiel im weiteren Verlauf illustrieren möchte – zu einem wichtigen Element der Krankheitsbewältigung werden.

5. Lebensqualität als Ziel

Ich habe schon davon berichtet, dass Margarete und ich in der Zeit ihrer Krankheit auch eine Paartherapie gemacht haben. Acht Jahre nach der Ersterkrankung stellte sich eine weitere chemotherapeutische Behandlung als unumgänglich heraus, weil die Lymphknotenwucherungen eine Größe erreicht hatten, die andere Organe zu beinträchtigen und zu gefährden begannen. Im Verlaufe dieser zweiten Phase der Behandlung erschien es uns nötig, uns für unsere Beziehung therapeutische Hilfe zu holen. Der ausschlaggebende Grund war die schon im ersten Kapitel angedeutete Verschiedenheit, mit der Krankheit umzugehen. Meine Hauptkonzentration auf die Sicherung des äußeren Lebensablaufes hatte bei Margarete dazu geführt, die Krankheit ganz zu „ihrer Sache allein" zu machen, was zu einer immer größeren Distanz und damit Unzufriedenheit zwischen uns führte.

In dieser Paartherapie lernten wir unter anderem auch ein neues Krankheitsverständnis kennen, und das hat uns in der Folgezeit sehr geholfen. Die Therapeutin veranlasste uns, das Augenmerk nicht mehr auf mögliche „Ursachen" zu richten und nicht mehr danach zu fragen, welche Kindheitserlebnisse meiner Frau oder welche Destruktivitäten in unserer Beziehung die Krankheit hervorgebracht haben könnten. Vielmehr ging sie konsequent der Frage entlang: Wozu fordert euch – jeden einzeln und euch als Paar – diese Krankheit jetzt heraus?

Dies war zunächst eine große Erleichterung für uns. Unser Blick wurde dadurch nach vorne gerichtet, statt in der Vergangenheit fixiert zu bleiben. Bestärkt wurden wir darin unter anderem auch durch die Lektüre des Buches „Mut und Gnade"[8], in dem der Autor Ken Wilber in einer sehr berührenden Weise die Erfahrungen schildert, die er bei der Begleitung seiner Frau Treya bei ihrer Krebserkrankung gemacht hat. Als wir dieses Buch lasen, hatten wir zeitweise das Gefühl, wir hätten Ken und Treya Wilber bei uns als Freunde zu Gast, so sehr fühlten wir uns bei der Lektüre und im Gespräch miteinander im Austausch ähnlicher Erfahrungen mit ihnen. Wir hatten zunächst erwartet, in diesem Buch vom dem wichtigsten Vertreter der „transpersonalen Psychologie" tiefsinnige Erwägungen und neue Hypothesen über esoterische, spirituelle und psychosomatische Krankheitsursachen zu finden. Wir fanden zu unserer großen Überraschung etwas ganz anderes. Wilber berichtet, wie sich seine Frau Treya - ganz ähnlich wie Margarete - mit der Suche nach psychischen Ursachen ihrer Erkrankung - bei ihr Brustkrebs - quält. Darauf sagt er zu ihr:

„Ich kenne den Grund für diesen Krebs nicht, und ich glaube nicht, dass irgendjemand ihn kennt. Die Leute reden von unterdrückten Gefühlen und mangelndem Selbstwertgefühl oder spiritueller Anämie, aber sie haben keine Ahnung. Es gibt nichts, was solche Vorstellungen glaubwürdig belegen könnte... Da niemand die Ursache für den Krebs kennt, wüsste ich nicht, was du ändern solltest, um zur Heilung beizutragen. Aber wie wäre es damit: Du könntest den Krebs einfach ... als Ansporn (nehmen), all die Dinge in deinem Leben zu ändern, die du sowieso ändern wolltest. Die Unterdrückung bestimmter Gefühle mag an der Entstehung des Krebses beteiligt gewesen sein oder nicht, aber du wolltest mit dem Unterdrücken dieser Gefühle ja sowieso aufhören, also könntest du den Krebs einfach als Anlass dafür nehmen. Ich weiß, ich hab gut reden, aber warum nicht; warum nicht den Krebs als die Gelegenheit nehmen, all das auf deiner Liste zu ändern, was geändert werden kann? . . . Und wenn du was änderst, dann nicht mit dem Gedanken, dass es die Ursache für den Krebs

war – das macht dir nur Schuldgefühle; ändere es, weil es sowieso geändert werden sollte . . . Machen wir einen neuen Anfang. Ich helfe mit.“[9]

Diese Sätze trafen ganz genau unsere Situation. „Wozu fordert euch diese Krankheit heraus?“, fragte unsere Therapeutin. „Den Krebs als Ansporn nehmen, all die Dinge in deinem Leben zu ändern, die du sowieso ändern wolltest“, lasen wir bei Wilber. Das legt eine ganz andere und viel positivere Sicht der Krankheit nahe, nämlich die Krankheit als Herausforderung für die eigene und gemeinsame Entwicklung. Freilich: In der Formulierung Ken Wilbers erscheint ein sehr hoher Anspruch: „Alles ändern, was du ohnehin ändern wolltest!“ In einem Seminar einige Zeit später machte uns die Psycho-Onkologin Frau Prof. Sellschopp (München) darauf aufmerksam, dass dies auch als eine sehr maximalistische Forderung verstanden werden kann. Sie wies darauf hin, dass vor allem Frauen auf ihre Krebserkrankung oft so reagieren: Sie überfordern sich und ihre Partner damit, dass sie radikal ihr ganzes bisheriges Leben total zu verändern suchen – oft freilich gerade aus der unausgesprochenen, aber doch immer noch festgehaltenen Hoffnung heraus, dadurch auch den Krebs selber zu besiegen. Demgegenüber betont Wilber: Änderung „nicht mit dem Gedanken, dass es die Ursache für den Krebs“ sein könnte, sondern „weil es sowieso geändert werden sollte“. Dennoch war uns dieser Hinweis wichtig, denn wir kannten solche Radikaltendenzen auch von uns und standen in der Gefahr, unerfüllbare und damit zusätzlichen Stress erzeugende Forderungen nach Veränderung an uns selbst zu stellen.

Die Frage, die sich für uns ergab und die durch den Krebs angestoßen wurde, lautete also jetzt angesichts dieser Erkrankung: Was in unserem Leben wäre nötig oder täte uns jedenfalls gut zu verändern? Das heißt: Es wurde uns wichtig, ganz auf die Frage nach den „Ursachen“ zu verzichten und darauf zu achten, welche Lebensthemen die Krankheit mit ihren Einschränkungen und mit ihrer Bedrohung in uns wachrief, Lebensthemen, denen wir uns bis jetzt vielleicht zu wenig gewidmet hatten.

In dem Buch „Krebsbewältigung und Lebenssinn“ von Kreibich-Fischer[10] fanden wir diese Auffassung nochmals deutlich auf den Begriff gebracht. Sie unterscheidet in der Art und Weise, die Krebserkrankung zu sehen und mit ihr umzugehen, zwischen einem „Heilungsparadigma“ und einem „Gesundheitsparadigma“. Das Heilungsparadigma setzt auf die Beseitigung des Krebses, so wie es häufig im schulmedizinischen Vorgehen und in vielen subjektiven Krankheitstheorien ausdrücklich oder implizit vertreten wird. Das Gesundheitsparadigma geht dagegen davon aus, dass die Krebserkrankung ein multifaktorielles Geschehen ist. Psychische Faktoren und alle anderen Einzelfaktoren, von denen im Zusammenhang mit Krebs immer wieder die Rede ist, spielen dabei vermutlich eine Rolle, wobei wir darüber meist nichts Sicheres wissen. Vor allem wissen wir nichts über die Art und Weise des Zusammenwirkens dieser Faktoren. Darum ist die einzig auf Heilung setzende Einstellung unter Umständen sogar destruktiv, weil sie sich auf die Symptome oder auf bestimmte einzelne Ursachen fixiert, dagegen radikal vorgeht und die Wirkungen auf den Gesamtzustand des Patienten und das Beziehungsgefüge, in dem er lebt, aus dem Auge zu verlieren droht. Allein auf Heilung, das heißt Beseitigung des Krebses zu setzen, kann also destruktiv sein.

Nach dem Gesundheitsparadigma hingegen ist das oberste Ziel die Erhaltung und Steigerung der Lebensqualität des Betroffenen und seiner Bezugspersonen. Heilung vom Krebs wird dabei natürlich nicht ausgeklammert, aber sie wird gesehen als ein Element dieser Lebensqualität. Es geht also keineswegs um eine Geringachtung möglicher Heilung. Wenn sie erreichbar wird, umso besser. Aber Lebensqualität geht über Heilung weit hinaus, und: Heilung ist nicht ein unabdingbarer Bestandteil der Lebensqualität. Denn zu Lebensqualität gehört mehr als körperliche Gesundheit: zum Beispiel das körperliche Wohlbefinden, Schmerzfreiheit, emotionale Ausgeglichenheit, Erfahrung von Sinn im Leben, die Einbindung in befriedigende persönliche Beziehungen und dergleichen mehr. Bei der Behandlung nach dem Gesundheitsparadigma geht es also um das Erreichen einer möglichst guten umfassenden Lebensqualität des Erkrankten und seiner Bezugspersonen. Ich habe mir darum – abweichend von der genannten Autorin – angewöhnt, in diesem Zusammenhang nicht von „Gesundheit“ zu reden, weil dieser Begriff im normalen Sprachgebrauch doch „Heilung vom Krebs“ nahe legt. Ich bleibe lieber beim Ausdruck „Lebensqualität“, auch wenn der Begriff „Lebensqualitäts-Paradigma“ sprachlich umständlich und holprig ist.

6. Worin besteht Lebensqualität?

In dem bereits erwähnten Seminar, an dem ich während der Lindauer Psychotherapiewochen 1997 teilnahm, lernte ich ein nützliches Konzept kennen, an dem noch deutlicher aufgezeigt werden kann, welche Bereiche mit dem Stichwort „Lebensqualität“ angesprochen sind. Grafisch wurde uns dieses Konzept folgendermaßen dargestellt:

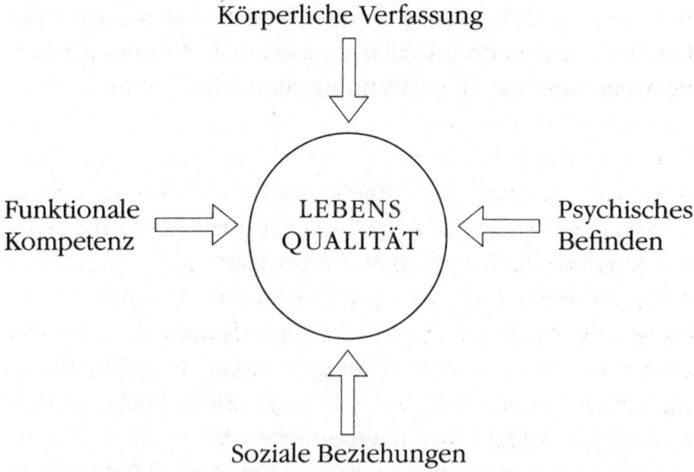

Abb.1: Die Komponenten von Lebensqualität, nach Frau Prof. Sellschopp (München)

Mit „Körperlicher Verfassung" ist hier der physische Gesamtzustand gemeint, mit „Funktionaler Kompetenz" die Fähigkeit, die sozialen Rollen auszufüllen, also Beruf, Elternschaft, gesellschaftliche Funktionen. Mit „Psychischem Befinden" ist der individuelle seelische Zustand des Betroffenen gemeint, also seine emotionale Verfassung angesichts der Krankheit. Die „Sozialen Beziehungen" meinen die Art und Weise, wie der Kranke sich im Kontakt zu seinen Bezugspersonen erlebt, zu seinem Partner, zu seinen Kindern, Verwandten und Freunden.

Hier wird also ebenfalls deutlich gemacht, dass die körperliche Verfassung und ihre Beeinträchtigung in unserem Fall durch die Krebserkrankung nur ein Faktor der Lebensqualität ist, wenn auch ein sehr wichtiger. Aber genauso gehören eben die anderen drei Bereiche dazu, und der Umgang mit der Krankheit darf sich nicht nur auf den ersten Bereich beziehen, wie es nach dem Heilungsparadigma die Gefahr ist.

Dadurch, dass wir uns immer entschiedener diesen Sichtweisen anschlossen, änderte sich nach und nach unsere gesamte Einstellung zur Krankheit und änderten sich teilweise auch die Maßnahmen, die wir ergriffen.

Was die direkte Beeinflussung der Krebserkrankung (Bereich „Körperliche Verfassung“) anging, blieb Margarete nach wie vor schulmedizinischen Behandlungskonzepten gegenüber offen und nahm sie in Anspruch. Aber sie modifizierte ihre Einstellung dazu. Zum Beispiel nahm sie nach dem zweiten Rezidiv den vom Arzt vorgeschlagenen Weg einer Hochdosistherapie nicht an. Sie konnte sich wegen ihrer hochsensiblen Art, auf die Zellgifte der Chemotherapie zu reagieren, damit nicht anfreunden und fürchtete, dass eine solche Behandlung auf ihre Psyche eine verheerende Wirkung haben müsste, also keinen positiven Effekt auf ihren Gesamtzustand haben könnte. Das war eine sehr individuelle Entscheidung, die man nicht als Rezept verstehen darf. Denn es gibt natürlich Menschen, die auch eine solche „Rosskur“ gut überstehen und ihr das Leben oder eine wesentliche Verlängerung ihres Überlebens verdanken. Für Margarete war es jedoch eine stimmige, authentische Entscheidung, die sie auch nie bereut hat.

Sie fiel auch nicht ins andere Extrem, auf irgendeine der alternativen Methoden ihre ganze Hoffnung zu setzen. Wenn es als nötig erachtet wurde, unterzog sie sich weiter chemotherapeutischer Behandlung und sie ließ auch Strahlentherapie zu, nicht mit der Einstellung, auf diese Weise dem Krebs endlich beizukommen, sondern als es nötig wurde, Rücken, Darm und Atmungsorgane vor den Wucherungen der Knoten zu schützen. Die entsprechenden Entscheidungen erfolgten immer häufiger nach eingehenden Diskussionen mit den Ärzten, durch die wir übrigens wechselseitig immer besser lernten, uns als Partner im Umgang mit der Krankheit zu erleben. Verständlicherweise tendierten die Mediziner immer wieder zu einem radikalen Heilungsparadigma, zum Beispiel als sie gegen Ende ihres Lebens in einer Situation praktischer Aussichtslosigkeit trotzdem nochmals eine Chemotherapie vorschlugen, die Margarete zu diesem Zeitpunkt aber klar ablehnte.

Wir begannen also, bei den schulmedizinischen Maßnahmen immer auch die Wirkung auf das Leben als Ganzes mit zu beachten. In ähnlicher Weise gestaltete Margarete auch ihren Umgang mit alternativen Methoden. Dass es zum Beispiel einen philippinischen Heiler geben könnte, der den Krebs durch eine geheimnisvolle Massagetechnik aus dem Bauch „herausoperiert" oder die Diätverschreibungen der Alternativ-Ärztin allein die Krankheit „aushungern" könnten, solche Ideen verabschiedete Margarete immer mehr. Sehr wohl aber achtete sie darauf, was von den in alternativen Konzepten angebotenen Vorschlägen ihrem Befinden insgesamt gut tat. Craniosakraltherapie, Yoga, Feldenkrais, ausgewogene Vollwerternährung, Homöopathie und vieles mehr fanden dadurch Eingang in ihr und unser Leben. Das Kriterium dabei war nicht: Beseitigt das den Krebs? Sondern: Stärkt es die Gesamtkonstitution und das ganzheitlichen Wohlbefinden, also auch das psychische Befinden? Ich als Gesunder, der ich solche Maßnahmen ja immer mitbekam und mich in einigem meiner Frau auch anschloss, habe auf diese Weise übrigens gelernt, sehr viel bewusster zu leben, sehr viel mehr auf die Qualität der Ernährung zu achten und sehr viel sorgsamer mit meinem Körper umzugehen, als ich es früher - vor ihrer Erkrankung - getan hatte.

Natürlich hatten wir dabei immer auch die Hoffnung, dass all das eine heilsame Rückwirkung auf die Erkrankung selbst haben und sie vielleicht überwinden helfen würde. Diese Hoffnung wurde zwar letztlich enttäuscht. Aber immerhin haben wir 16 Jahre lang mit der Krankheit gelebt – und das zeitweise gar nicht schlecht. Ob dies auch auf solche Maßnahmen aus dem alternativen Bereich zurückzuführen ist, kann niemand wissen, aber es ist mindestens denkbar. Und vor allem: Margarete, die in der Zeit ihrer ungebrochenen Vitalität eher die Tendenz hatte, über die körperlichen Bedürfnisse manchmal zu sehr hinwegzugehen, fand dadurch zu einem sehr liebevollen und achtsamen Umgang mit ihrem eigenen Körper, auch dann noch und gerade dann, als die Zeichen des Verfalls schon unübersehbar waren. Darin ist sie mir heute immer noch ein Beispiel, denn durch meine asketisch geprägte Ordens-Vergangenheit hatte auch ich mir nicht gerade ein sensibles, geschweige denn liebevolles Verhältnis zu meiner Leiblichkeit angeeignet.

Ebenfalls im Sinne einer ganzheitlich verstandenen Lebensqualität begannen wir auch psychotherapeutische Maßnahmen für uns und für jene Klienten zu verstehen, die sich in ähnlicher Situation an uns um Hilfe wandten. Psychotherapie kann keinen Krebs heilen. Aber sie kann eine wirksame Maßnahme sein, die Lebensqualität zu steigern (In der obigen Grafik: Bereich „Psychisches Befinden"). Die innere Ablösung von und Aussöhnung mit den Eltern beispielsweise befreit und stärkt insgesamt, ob der innere Hader oder die Gebundenheit an diese Eltern nun ursächlich mit dem Krebs zu tun haben oder nicht. Die Heilung eines Kindheitstraumas befriedet den ganzen Lebensvollzug, ob dieses Trauma nun etwas mit dem Krebs zu tun hat oder nicht. Unsere eigene Paartherapie machten wir von daher immer weniger, um herauszufinden, „was wir in der Beziehung falsch machen" (und damit den Krebs „nähren"), sondern um Wege zu finden, wie wir den wichtigsten Bereich der oben genannten „Sozialen Beziehungen", unsere Paarbeziehung, möglichst stressarm gestalten konnten und wie wir mit und trotz der Krankheit möglichst gut zusammen leben konnten. Doch darüber später noch mehr.

Ein weiterer wichtiger Bereich war für Margarete der der „Funktionalen Kompetenz". Das heißt: Es war ihr vor allem wichtig, aus ihrer Berufsrolle nicht herauszufallen. Zwar musste sie sich einschränken und für manche früher gemeinsamen Projekte sprangen jetzt andere Kolleginnen und Freundinnen für sie ein. Margarete lernte, ihr westfälisch-katholisches Pflichtbewusstsein zu zügeln und loszulassen, wo es für ihre Gesundheit und entsprechend ihren reduzierten Kräften nötig war. Aber sie blieb dennoch am Ball. Sobald es nach Behandlungsphasen jeweils wieder ging, nahm sie ihre Arbeit in der Paar- und Einzeltherapie sowie zuletzt auch im Coaching für Führungskräfte wieder auf. Noch zwei Wochen vor ihrem Tod hat sie ihre letzte Einzel-Stunde gehalten! Es war für sie als Gesamtpersönlichkeit wichtig, sich in ihrer Berufsrolle immer wieder auch als leistungsfähig zu erleben. Die Erfahrung mit der Krankheit machte sie sogar in ihrer Arbeit effektiver. Sie hörte immer mehr auf, was früher manchmal eine Gefahr war, „everybodies darling" sein zu wollen und begann mehr als früher, die Menschen liebevoll, aber ohne falsche Rücksichten mit ihren wesentlichen Lebensfragen zu konfrontieren.

Sicher ist es für viele an Krebs Erkrankte manchmal notwendig, aus dem Berufsleben auszuscheiden und sich beispielsweise berenten zu lassen. Gewaltsam an der Berufsarbeit festzuhalten, kann auch eine Form der Wirklichkeitsverleugnung im Hinblick auf die Krankheit sein. Manchmal aber habe ich den Eindruck, dass sich Einzelne aber auch verführen lassen und zu früh die Möglichkeiten, sich berenten zu lassen, in Anspruch nehmen, weil sie zu vorsichtig im Umgang mit sich selbst und ihrer Krankheit sind. Hier kommt es zu einer Überbetonung des Aspektes „Körperliche Verfassung" gegenüber den anderen drei Bereichen, aus denen Lebensqualität besteht. Sie nehmen zu viel Rücksicht darauf, dass berufliche Anstrengung vielleicht den Krebs fördern könnte und setzen zu sehr darauf, dass berufliche Entlastung an sich schon heilsam sein könnte. In solchen Fällen wird der Krebs vom Erkrankten zu seinem zentralen Lebensinhalt gemacht, um den seine gesamte Aufmerksamkeit kreist. Die gesamte Lebensorganisation wird sozusagen „um den Krebs herum" arrangiert. Damit wird der Erkrankung eine Dominanz eingeräumt, die sie – jedenfalls zu diesem Zeitpunkt – nicht haben müsste und dürfte.

Hinter dem allzu raschen Ausscheiden aus dem Beruf kann allerdings auch die tiefere Motivation stecken, damit einen immer schon ungeliebten Beruf loszuwerden. In einem solchen Fall aber wäre die viel dringlichere Frage: „Welchen alternativen beruflichen Weg könnte ich jetzt finden?", anstatt es mit der Möglichkeit des Ausscheidens bewenden zu lassen. Denn im Beruf – soweit es eben möglich ist – weiter seinen Mann oder seine Frau zu stehen, hat für die Lebensqualität insgesamt eine sehr große Bedeutung. Das Gefühl des persönlichen Werts, das Gefühl der Selbstachtung und das Gefühl, in die Gemeinschaft integriert zu sein und nicht isoliert am Rande zu stehen, hängen sehr oft unmittelbar mit der Erfahrung zusammen, beruflich etwas zu leisten und jemand zu sein.

Freilich gibt es außer der Berufsrolle noch andere wichtige soziale Rollen. Für sie gilt Ähnliches. Für Margarete als kinderlose Frau waren das ihre Rollen als Patentante mehrer Kinder. Sie nahm es sehr ernst, diese Rollen auszufüllen. Ja es wurde für sie immer wichtiger, diese Kontakte – entlastet von elterlicher Verantwortung – zu Kindern und Jugendlichen zu pflegen.

Das hat ihr viel Lebensfreude eingetragen. Sie lebte mit diesen Kindern selber einen Teil unbeschwerter Kindheit und Jugend nach und das bereicherte nicht nur ihre Patenkinder, sondern auch sie selber ganz enorm. Gerade die teilweise Entlastung vom Beruf schuf ihr den Freiraum, diese Kontakte zu pflegen und zu intensivieren.

In allen vier Bereichen - Körperliche Verfassung, Psychisches Befinden, Soziale Beziehungen und Funktionale Kompetenz - forderte uns die Krankheit Margaretes heraus, sich neuen und wichtigen Erfahrungen zu öffnen. In diesen Prozess wurde ich immer wieder auch mit hineingenommen, und ich habe dadurch viel für ein eigenes ganzheitlicheres Leben gewonnen. Deshalb scheint mir ganz generell das Motto „Lebensqualität trotz und mitsamt der Krankheit" die konstruktivste Einstellung zu einer chronischen Krankheit zu sein.

7. Krankheitsbewältigung

Durch ein Buch unserer Therapeutin sind wir schließlich noch auf ein weiteres Denkmodell gestoßen, in dem das Paradigma „Lebensqualität" im Zusammenhang mit chronischer Krankheit in einer hilfreichen Weise in seinen Einzelfaktoren und in deren wechselseitigem Zusammenwirken dargestellt wird[11]. Ich möchte dieses Modell in einer für unser Thema modifizierten Form hier vorstellen und erläutern, weil es mir sowohl für Fachleute wie für Laien hilfreich zu sein scheint, einen guten Umgang mit einer so schwierigen Lebenssituation, wie sie durch eine Krebserkrankung entsteht, zu finden.

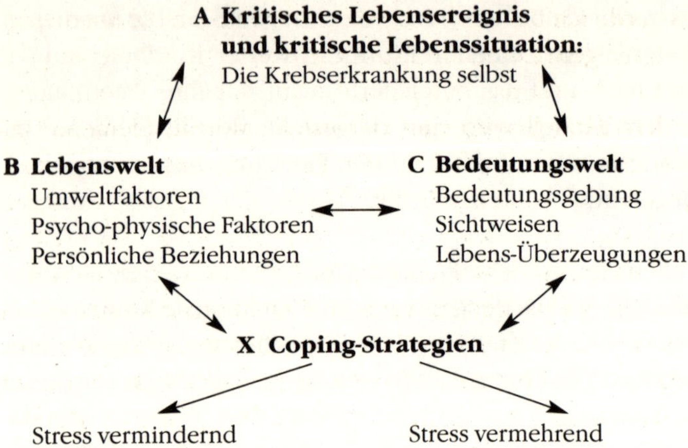

Abb.2: Stress-Coping-Modell (nach Welter-Enderlin)

Drei Begriffe sind hier zentral: Kritisches Lebensereignis bzw. Kritische Lebenssituation - Stress - Coping. Die amerikanischen Autoren, auf die sich Welter-Enderlin hier beruft, sehen in einer schweren Erkrankung ein sog. „kritisches Lebensereignis". Sie schauen auf die „kritische Lebenssituation", die dadurch entsteht und richten ihr Hauptaugenmerk auf den Stress, der daraus für die Betroffenen entsteht. Es geht um ein möglichst gutes „Coping" mit diesem Stress. Die Bedeutung des amerikanischen Begriffes liegt gewissermaßen zwischen dem deutschen „umgehen mit" einerseits und „bewältigen" andererseits. Es ist weniger damit gemeint als „ein für allemal hinter sich bringen", was „bewältigen" nahe legen würde, aber mehr als ein bloßes „sich beschäftigen mit", was der Ausdruck „umgehen mit" nahe legen könnte. Mit „Coping" ist eine Auseinandersetzung gemeint, die es ermöglicht, mit dem „kritischen Lebensereignis" einigermaßen gut leben zu können, es also in das Leben gewissermaßen zu integrieren oder „gut damit zurechtkommen". In Ermangelung eines besseren Begriffes werde ich bei dem deutschen „Bewältigen" bleiben - mit der eben gemachten Modifizierung.

In dem Modell wird nun dargestellt, welche Elemente zusammenwirken und sich wechselseitig beeinflussen, so dass Stress durch die Krankheit entsteht, sich verstärkt oder aber auch vermindert wird bzw. werden kann. „Kritische Lebensereignisse" oder - umfassender - „kritische Lebenssituationen" (A) ganz allgemein erzeugen Stress, vor allem, wenn sie wie es bei einer chronischen Erkrankung der Fall ist, im Lebenszyklus nicht „vorgesehen" sind. Man unterscheidet nämlich in dieser Forschungsrichtung („Life-Cycle-Forschung") vorhersehbare und nicht-vorhersehbare kritische Lebensereignisse. Die vorhersehbaren sind im Lebenszyklus sozusagen vorgesehen (zum Beispiel das Weggehen der erwachsenen Kinder aus dem Elternhaus). Das ist bei den nicht vorhersehbaren kritischen Lebensereignissen nicht der Fall. Von ihnen werden die Betroffenen überrascht, wie das eben bei einer schweren Krankheit der Fall ist. Wie groß dieser Stress wird, das hängt aber nun nicht nur von der Schwere des Ereignisses selbst - in unserem Fall der Krebserkrankung - ab. Es hat auch damit zu tun, welche Ressourcen im System, auf das es trifft, vorhanden sind.

Diese Ressourcen werden in dem Modell drei Bereichen zugeordnet, die mit B, C und X gekennzeichnet sind. Sie stehen miteinander in ständiger Wechselwirkung. Zur „Lebenswelt" (B) der Betroffenen zählen vor allem die psycho-physische Konstitution, die Umweltbedingungen und Beziehungsgefüge, in denen die Betroffenen leben. Mit „Bedeutungswelt" (C) sind die Bedeutungsgebungen und Bewertungen gemeint, die die Betroffenen den Ereignissen, vor allem dem kritischen Lebensereignis, also in unserem Fall dem Krebs, zuschreiben. Das dritte Element sind die im System vorhandenen Coping- oder

Bewältigungsstrategien (X), das heißt die Methoden, mit denen die Betroffenen dem durch die Krankheit verursachten Stress begegnen. Je nachdem, von welcher „Qualität“ diese drei Bereiche sind, wird der Stress, der sich aus der kritischen Lebenssituation der Erkrankung ergibt, vermindert oder erhöht. Die jeweils nach beiden Seiten weisenden Pfeile machen dabei deutlich, dass sich alle Elemente wechselseitig beeinflussen. Die konkrete Lebenssituation (B) der Betroffenen kann - schon vor dem Eintritt der gesundheitlichen Krise - sehr stabil sein oder auch sehr geschwächt. Das beeinflusst die Bedeutungswelt (C) im Sinn von optimistischer oder pessimistischer Sichtweise oder Bewertung der Dinge und Ereignisse. Beides zusammen beeinflusst die Bewältigungsstrategien (X) und führt zu geeigneten oder weniger geeigneten Herangehensweisen. Geeignete Bewältigungsstrategien sind solche, die den Stress vermindern, weniger geeignete solche, die den Stress eher vermehren. So wirken alle Elemente zusammen und führen in einen Positiv- oder Negativ-Kreislauf hinein, durch den die Bewältigung des kritischen Lebensereignisses entweder gefördert oder erschwert wird.

Das Modell will bewusst machen: Welche Auswirkungen die Erkrankung auf die betroffenen Menschen hat, hängt nicht allein von der Schwere der Krankheit (A) ab und auch nicht davon, mit welchen Behandlungsmethoden man diese direkt angeht („Heilungsparadigma“). Vielmehr spielt für eine umfassende Krankheitsbewältigung eine zentrale Rolle, über welche Ressourcen die Betroffenen in ihrer Lebenswelt (B - zum Beispiel eine stabile Paarbeziehung), in der Bedeutungswelt (C - zum Beispiel eine optimistische Lebenseinstellung) und hinsichtlich der Coping-Strategien generell (X - zum Beispiel eine eigenverantwortliche aktive Herangehensweise) verfügen oder aber nicht verfügen.

Damit kann das Modell auch helfen, uns darauf hinzuweisen, wo angesetzt werden muss, um den Stress möglichst weit zu vermindern und damit die Krankheit ganzheitlich zu bewältigen: bei Maßnahmen, die sich direkt auf die Krankheit beziehen (A - zum Beispiel Chemotherapie), bei solchen, die die Lebenswelt stärken (B - zum Beispiel gesündere Umwelt schaffen, Beziehungen verbessern) oder bei den bisherigen Coping-Strategien selbst (X - zum Beispiel durch das Loslassen destruktiver subjektiven Krankheitstheorien oder zu einseitiges Setzen auf Einzelmaßnahmen). Damit wird auch hier das direkte Angehen des Krebses (vgl. „Heilungsparadigma") nur als ein Element der Krankheitsbewältigung gesehen, die Verbesserung der übrigen Bereiche aber als ebenso wichtig, ob man durch sie auch eine heilende Rückwirkung auf die Krankheit annehmen mag oder nicht (vgl. „Lebensqualitäts-Paradigma").

Die im Sinne dieses Modells wichtige Fragestellung lautet: Welche Bereiche (A, B, C oder X) in unserem Leben brauchen Beeinflussung, damit mögliche Negativ-Spiralen nicht entstehen oder unterbrochen bzw. Positiv-Spiralen in Gang gesetzt werden? Um es an einem bereits erwähnten Bespiel aus unserer Geschichte zu konkretisieren: Meine mangelnde emotionale Unterstützung während des ersten Krankheits-Rückfalls (A) führte bei Margarete zu einem depressiv gefärbten Rückzug, woraus wiederum für beide Einsamkeitsgefühle resultierten. Dies war zweifellos eine Schwächung ihrer „Lebenswelt" (B). Dadurch wurden bei ihr Enttäuschungsgefühle und pessimistische Einstellungen gefördert, also ihre „Bedeutungswelt" (C) in einer negativen Weise beeinflusst. Damit aber wurden „Bewältigungsstrategien" (X) wie Schuldzuweisungen an sich selbst und an mich nahe gelegt, die den Stress, der durch die Krankheit selbst (das „kritische Lebensereignis" A) verursacht wurde, sicherlich noch vermehrten. An diesem Beispiel wird deutlich, wie eine für die Krankheitsbewältigung fatale Negativ-Spirale in Gang gesetzt werden kann, und mein Eindruck ist, dass der Prozess im Prinzip in vielen Fällen bei dem Versuch, eine Krebserkrankung zu bewältigen, so verläuft: Mangelnde oder geschwächte Ressourcen in einem der vier Bereiche wirken sich auf die anderen aus und können sich in ihrer Wirkung gegenseitig negativ verstärken.

Ähnlich ist es aber auch mit der positiven Möglichkeit. Die Stärkung eines der vier Bereiche kann andererseits auch einen sich selbst verstärkenden Positiv-Kreislauf in Gang setzen. Auch dafür nehme ich uns als Beispiel: Die Paartherapie stärkte unter anderem meine Bereitschaft und Fähigkeit, Margarete in ihren krankheitsbedingten Problemen mit weniger Vorbehalten zu unterstützen. Somit verbesserte sich unsere Beziehung und damit eine wesentliche Qualität unserer „Lebenswelt“(B). Das aber unterstützte eine generelle „Aufhellung“ ihres Lebensgefühls (C), was sich wiederum positiv auf ein aktives und hoffnungsvolles Umgehen mit der Krankheit (X) auswirkte und was damit insgesamt eine Reduzierung des Stresslevels zur Folge hatte. Auch wenn das in unserem Fall nicht dazu führte, die Krankheit selbst zu besiegen, war es für uns doch ein wichtiges Element der Krankheitsbewältigung in einem umfassenderen Sinn.

Unser Bestreben beim Umgang mit der Krebserkrankung richtete sich im Verlaufe der Zeit also darauf, immer wieder Wege zu finden, der Krebserkrankung ihre alles dominierende Stellung in unserem Leben zu nehmen und sie als einen wichtigen Teil in unser Leben zu integrieren. „Mit der Krankheit leben“ haben wir das genannt. „*Mit* der Krankheit“ – und nicht, jedenfalls nicht in erster Linie „gegen sie“. Und „Mit der Krankheit *leben*“, das heißt leben in einem möglichst umfassenden Sinn. Natürlich hatte es hier jeder von uns beiden auch mit seinen Einschränkungen zu tun, bedingt durch Charakter und Herkunftsgeschichte. Aber wir haben das als die Hauptherausforderung gesehen: Der Krebs forderte uns heraus, wirklich zu „leben“. Was das für uns hieß, darauf möchte ich in den folgenden Kapiteln eingehen.

Hinweise für ähnlich betroffene Paare

1. Auch wenn Sie sich dessen nicht voll bewusst sind: Auch Sie haben ihre eigenen Vermutungen oder Überzeugungen, warum der Krebs entstanden ist. Verschweigen Sie diese Ihre „Subjektiven Krankheitstheorien“ nicht! Sprechen Sie sie dem Partner gegenüber aus und nehmen Sie sie wechselseitig ernst. Diskutieren Sie darüber eingehend miteinander und hören Sie die Meinungen auch anderer Menschen dazu. Dadurch bleiben Sie in Ihrem Denken „im Fluss“, und einseitige Festlegungen, die sehr schädlich sein können, werden vermieden.

2. Vermeiden Sie, sich innerlich auf einzelne Entstehungsfaktoren festzulegen. Krebs ist immer ein multifaktorielles Geschehen, es gibt nicht die eine Ursache!

3. Vermeiden Sie, nach psychischen Ursachen für den Krebs zu fahnden. Abgesehen davon, dass bisher wissenschaftlich keine festgestellt werden konnten, führt dies so gut wie immer zu Schuldzuschreibungen an sich und / oder an den Partner.

4. Nach allem, was wir wissen, hat Psychotherapie keinen direkten Einfluss auf Heilung von Krebs. Setzen Sie also keine Hoffnung darauf, dass irgendeine psychotherapeutische Methode Sie vom Krebs befreien könnte.

5. Auch andere Ideen von der Art „Deshalb habe ich / hast du Krebs bekommen" sollten offen miteinander besprochen werden, damit sie reflektiert und kritisch hinterfragt werden können.

6. Gegenüber der ohnehin unbeantwortbaren Frage nach Ursachen ist die viel wichtigere Frage: Was können wir tun, um trotz der Krankheit die Qualität unseres Lebens und Zusammenlebens positiv zu beeinflussen? Lebensqualität betrifft nicht nur den körperlichen Bereich, sondern auch die Bereiche Rollenkompetenz, psychisches Wohlbefinden und persönliche Beziehungen. Wo können wir in diesen Bereichen unser Leben positiv(er) gestalten?

7. Eine Erkrankung wie Krebs setzt wie jedes „kritische Lebensereignis" unser Leben unter Stress. Dieser Stress hängt aber nicht nur mit der Schwere der Erkrankung zusammen, sondern auch mit den Ressourcen, über die wir in unserem Leben und Zusammenleben insgesamt verfügen. Für die Krankheitsbewältigung lautet somit die wichtigste Frage: Wie können wir unsere Ressourcen insgesamt stärken, so den krankheitsbedingten Stress reduzieren und damit die Lebensqualität steigern?

3. KAPITEL
HERAUSFORDERUNGEN
DIE KRANKHEIT ALS BEZIEHUNGS-KRISE UND ENTWICKLUNGSCHANCE

Margarete und ich waren - und für mich gilt das heute immer noch - unserem beruflichen Selbstverständnis nach Paartherapeuten. Wir hatten es - einzeln oder auch miteinander - mit vielen Paaren zu tun - mit einzelnen Paaren oder auch mit Paar-Gruppen -, eine Arbeitsform, die wir besonders liebten und die ich heute immer noch zusammen mit Kolleginnen, die Margaretes Part übernommen haben, sehr gerne praktiziere. Darüber hinaus begannen wir, Fortbildung für Kolleginnen und Kollegen in diesem Bereich anzubieten, zuerst im Rahmen des Odenwald-Instituts, später in unserem eigenen Haus. So waren wir herausgefordert, das, was wir in unseren Therapien taten, auch theoretisch stärker zu reflektieren und zu konzeptualisieren. Natürlich konfrontierten wir auch unsere eigene Beziehung immer wieder mit den erarbeiteten Konzepten - was uns das Leben nicht immer leichter machte, uns aber auch viele Impulse vermittelte.

So war es auch, als Margarete erkrankte: Das Thema des Umgangs mit einer chronischen Erkrankung als Paar beschäftigte uns ab da auch fachlich. Wir wurden auch immer öfter in der Therapie damit konfrontiert, weil Paare, von denen einer an Krebs erkrankt war, sich um Hilfe an uns wandten. Das beeinflusste rückwirkend wiederum unseren eigenen Umgang mit der Krankheit in unserer Beziehung. Was das für uns bedeutete und welche Erfahrungen wir damit machten, darüber möchte ich in diesem Kapitel berichten.

1. Paarbeziehung – die Kunst der Balance

Ich habe schon davon gesprochen, dass im Umgang mit der Krankheit die zentrale Frage für uns nicht die nach möglichen Ursachen in der Vergangenheit oder der Gegenwart wurde, sondern die Frage nach der Zukunft: Wozu fordert uns die Krankheit heraus? Welche Entwicklung, die wir vielleicht bis jetzt vermieden haben, wird durch diese Krise nötig? Welche Themen bis jetzt ungelebten Lebens werden für uns durch die Krankheit neu oder erstmals aktuell?

Wir hatten uns angewöhnt, solche Fragen auch an unsere Klientenpaare zu stellen, und zwar allgemein, auch bei ganz anderen Beziehungsproblemen wie zum Beispiel bei Außenbeziehungen, sexueller Lustlosigkeit, chronischem Streit usw.: Wozu, zu welcher Entwicklung, die ihr vielleicht bisher vermieden habt, fordert euch dieses Problem heraus? Um darauf Antworten zu finden, entwickelten wir Konzepte, mit denen wir uns und den hilfesuchenden Paaren deutlich machen konnten, worum es in Paarbeziehungen ganz generell geht. Immer wichtiger erschienen uns dabei drei Grundpolaritäten im Leben von Paaren, hinsichtlich derer sie einen Ausgleich untereinander schaffen müssen, damit fundamentale Bedürfnisse erfüllt werden und sie sich im Zusammenleben zufrieden und glücklich erleben[1]. Diese drei Polaritäten sind:

Autonomie ←——→ Bindung: Die Polarität Ich – Wir

Bestimmen ←――――――――――→ Sich anschließen:
Die Polarität der Macht

Geben ←――――――――――→ Nehmen:
Die Polarität des emotionalen Austauschs

Hier Ausgleich zwischen den Partnern zu schaffen, heißt: Die jeweiligen Pole in der Beziehung in eine Balance zu bringen. Oder anders ausgedrückt: Eine Beziehung wird dann als lebendig erlebt, wenn die Partner sich gleichsam zwischen den Polen flexibel hin und her bewegen. Das heißt zum Beispiel hinsichtlich der Polarität Autonomie und Bindung, dass beide Partner in der Beziehung ausreichend Platz für das eigene Ich haben (Autonomie), aber sich auch sicher in einem gemeinsamen Wir beheimatet fühlen (Bindung). Hinsichtlich der zweiten, der Macht-Polarität, bedeutet Balance, dass Bestimmen und Sich-Anschließen auf beide etwa ausgeglichen verteilt sind, die „Macht" sich also auf beide verteilt. Im Hinblick auf Geben und Nehmen bedeutet es schließlich, dass beide einander Zuwendung, Anerkennung, Fürsorge geben und auch beide dieses voneinander nehmen können. Häufig ist allerdings festzustellen, dass Paare diese Balance nicht schaffen, sondern in der Beziehung Einseitigkeiten entstehen lassen, die oft im Laufe der Zeit zu starren Mustern werden.

Solche Muster - so schien es uns - ließen sich gut als Fixierungen oder Polarisierungen beschreiben: Beide Partner fixieren sich entweder an einem der beiden Pole oder sie polarisieren sich an den entgegengesetzten Polen. So können sich zum Beispiel hinsichtlich der Polariät Autonomie - Bindung beide Partner in ihrer Beziehung auf dem Bindungspol fixieren: Sie klammern sich aneinander, weil sie meinen, ohne den anderen nicht leben zu können. Hinsichtlich der Macht-Polarität kann es sein, dass dasselbe Paar sich an den entgegengesetzten Positionen polarisiert: der eine, zum Beispiel der Mann, verhält sich überwiegend als der Bestimmende, während die Frau sich ihm in der Regel anschließt und keine Initiative ergreift. Hinsichtlich der dritten Polarität Geben und Nehmen schließlich polarisieren sie sich ebenfalls, aber in umgekehrten Positionen, weil die Frau, emotional die überwiegend Gebende ist und der Mann der überwiegend Nehmende.

Mit diesem Konzept machten wir uns deutlich, worum es bei vielen Paarproblemen, auch wenn es nicht so benannt wird, eigentlich geht: dass nämlich eine, zwei oder alle drei Polaritäten bei einem Paar schlecht ausbalanciert sind und dass sich die Partner in der beschriebenen Weise polarisiert oder fixiert haben. Wir sprachen in diesem Zusammenhang von einer „dysfunktionalen Lebensorganisation" des Paares: das Paar hat sein Zusammenleben so organisiert, dass die Polaritäten nicht in der Balance sind. Viele Probleme, die Paare in die Therapie einbringen, sind letztlich Ausdruck einer derart dysfunktionalen Lebensorganisation. Dabei spielt sich zwischen den Partnern häufig zwar eine gewisse Stabilität ein: Die Partner finden in dieser Lebensorganisation eine gewisse Sicherheit nach dem Motto: „So läuft es immer bei uns." Allerdings wird in den meisten Fällen diese Sicherheit und Stabilität auf die Dauer unbefriedigend. Das Paar beginnt darunter zu leiden, manchmal allerdings uneingestanden und verdeckt, und oft spürt auch nur einer der beiden Partner das Leiden, weil er die Situation als ausbeuterisch oder sich als benachteiligt erlebt.

Für uns wurde dieses Polaritätenkonzept auch hinsichtlich des Umgangs mit einem so schwerwiegenden kritischen Lebensereignis, wie es eine Krebserkrankung darstellt, bedeutsam.

Denn wir beobachteten bei uns und bei anderen betroffenen Paaren, welche massiven Auswirkungen die Erkrankung auf die in der Beziehung eingespielten Polaritäten-Muster hatte. Man muss ja davon ausgehen, dass durch die individuellen Erfahrungen der Partner aus den eigenen Herkunftsfamilien, durch die Gewohnheiten und den Alltagstrott ihres bisherigen Zusammenlebens sowie durch das Verblassen attraktiver Ziele und Zukunftsperspektiven jedes Paar bis zu einem gewissen Grad zu bestimmten Fixierungen oder Polarisierungen tendiert. Das kritische Lebensereignis der Krebserkrankung trifft nun auf derartige bereits vorhandene dysfunktionale Muster der Lebensorganisation, die sich im Laufe der Zeit beim Paar eingespielt haben. Die Folge ist, dass diese Muster durcheinander geraten.

Nun gibt es zwei Möglichkeiten: Entweder das Paar begegnet dieser Irritation durch die Erkrankung mit Verstärkung des eingespielten Musters, also der schon bisher vorhandenen Fixierung oder Polarisierung. Zum Beispiel wird der gesunde Partner noch dominanter als er vorher schon war, und der Kranke noch unselbstständiger und angepasster (Verstärkung der Polarisierung der Macht). Es kann aber auch sein, dass das Ins-Wanken-Geraten der alten „Stabilität" zu einer Flexibilisierung dieses Musters führt: Der bisher Fügsame fühlt sich durch die Krankheit herausgefordert, die Dinge nun stärker selber in die Hand zu nehmen und der bisher Dominierende beginnt mehr, auf den anderen zu hören und sich ihm anzupassen. Somit kann sich etwas Neues zwischen den Partnern einspielen, und die Beziehung wird flexibler.

So machten wir uns an dem Konzept der Polaritäten deutlich, in welchem Sinn die Krebserkrankung für die Paarbeziehung eine echte Krise darstellt: nämlich im Sinn von „Gefahr und Chance zugleich": Die Gefahr besteht darin, dass das dysfunktionale Muster – Fixierung oder Polarisierung – nun vollends verfestigt oder gar so überzogen wird, dass es zum Auseinanderbrechen der Beziehung kommt. Andererseits besteht aber durch diese Störung der alten Muster auch die Chance, dass es zu einem neuen, flexibleren und besser ausbalancierten Muster zwischen den Partnern kommt, was auch bedeutet, dass die bisherige Stagnation in der Entwicklung des Paares überwunden und neue Entwicklung möglich wird. Freilich machten wir an uns und an den Paaren, mit denen wir arbeiteten, auch die Erfahrung, dass diese zweite Möglichkeit in der Regel Zeit braucht. Dass die Krise zur Chance wird, geht nicht von heute auf morgen. Man schlingert als Paar meist durch mehrere Phasen von Verwirrung und Verhärtung, bis es gelingt, durch die Krise hindurch zu einer neuen Ausbalancierung innerhalb der jeweiligen Polarität zu finden. Wenn es aber gelingt, kann das zu einer erheblichen Verbesserung der Beziehungsqualität führen – trotz der bleibenden Einschränkungen und Beeinträchtigungen, welche die Krankheit mit sich bringt. Dies möchte ich in den folgenden Abschnitten an unseren eigenen Erfahrungen als Paar deutlich machen.

2. Autonomie und Bindung

Bei der Polarität von Autonomie und Bindung geht es – wie schon kurz erwähnt – darum, welche „Ich-Räume" die Partner in einer Beziehung jeweils haben bzw. sich zugestehen und in welchem Verhältnis diese zu dem „Wir-Raum" stehen, den sie füreinander abstecken. Es kann sein, dass es in einer Beziehung fast nur den „Wir-Raum" gibt: Keiner der Partner hat „etwas für sich allein". Sie sind immer „ein Herz und eine Seele". Es kann aber auch sein, dass die beiden Ich-Räume kaum Platz für einen „Wir-Raum" lassen: Zwei Singles, die sich ab und zu treffen, aber jeder führt sein eigenes Leben und schottet dieses auch vor dem anderen ab („Fixierung an einem Pol"). Und es kann sein, dass einer von beiden überwiegend den „Ich-Raum" besetzt (zum Beispiel der Mann), und der andere (zum Beispiel die Frau) sich ausschließlich für den „Wir-Raum" zuständig fühlt („Polarisierung an den entgegengesetzten Polen"). Eine „flexible Balance" entsteht, wenn jeder der Partner ausreichend eigenen Raum für sich als Individuum schafft, aber auch jeder so viel für den „Wir-Raum" tut, dass beide Partner sich in einem verlässlichen Miteinander fühlen.

Wie stand es mit dieser Polarität von Autonomie und Bindung in unserer Beziehung und was hat die Krankheit und unsere Auseinandersetzung damit hier in Gang gesetzt? Unsere Situation vor der Erkrankung sah etwa folgendermaßen aus: Auf der bewussten Ebene tendierten wir beide zu einer Fixierung auf dem Autonomie-Pol. Eigenständigkeit war jedem sehr wichtig. Zu viel Bindung machte uns beiden Angst. Dies allerdings aus recht unterschiedlichen Vorerfahrungen. Margarete hatte in ihrer frühen Kindheit aufgrund einer belastenden Familiensituation nicht die Erfahrung einer emotional sicheren Bindung gemacht. Ihre Mutter war zum Zeitpunkt ihrer Geburt und ihres Kleinkindalters aus verschiedenen Gründen persönlich sehr überfordert und depressiv gewesen. Ich dagegen hatte als der heiß ersehnte zweite Sohn und Jüngste von drei Kindern von meiner Mutter eher zu viel an Bindung erfahren. Dies waren gegenteilige Erfahrungen, sie hatten aber in unserer Beziehung ähnliche Auswirkungen, nämlich eine überstarke Betonung der Autonomie-Seite: Margarete tendierte aus ihren Erfahrungen dazu, „es im Zweifelsfall allein zu machen", und ich hatte aufgrund meiner Kindheitserfahrungen die Tendenz, vor zu viel Bindung auf der Hut zu sein und mich durch Rückzug abzugrenzen, wenn sie eingefordert wurde.

Die beiden Muster „hakten ineinander" – auf eine nicht untypische Weise: Margaretes Wünsche, die natürlich auch vorhanden waren, in unserer Beziehung die im Tiefsten ersehnte sichere Bindung zu finden, stießen auf meine Bindungsangst. Dadurch aktivierte sich bei ihr ihre alte Überzeugung: „Ich muss es allein machen." Dies hatte aber wiederum die Wirkung auf mich: Im Zweifelsfall braucht sie mich nicht wirklich. So kam es, dass wir uns manchmal ziemlich allein auf unserem jeweiligen Autonomie-Pol festsitzend erlebten und nicht zueinander kamen. Dieses Muster geriet durch den Krebs völlig durcheinander. Margarete schrieb zu einem Zeitpunkt, da wir dieses Buch noch gemeinsam planten, in einem vorbereitenden Manuskript:

„Die Entscheidung war also gefallen, ich würde mich einer Chemotherapie unterziehen. Das hieß zu allen Ängsten und Unsicherheiten, die das auslöste, vor allem: Ich würde in nächster Zeit den Status der Patientin einnehmen. Für mich eine ungewöhnliche Rolle. Ich war bisher noch nie ernsthaft krank gewesen. Ich hatte mir meinen Lebensunterhalt all die Jahre selber verdient. Ich war in der Beziehung zu Hans bisher immer die Zuversichtlichere, Hoffnungsvollere gewesen, auch die beruflich Erfahrenere. Wie sich bald herausstellte, war an einen baldigen Wiedereinstieg in meinen Beruf nicht zu denken. Ich war nun – auch materiell – von Hans abhängig, ich war hilfsbedürftig, geschwächt, bedroht. Unsere Beziehung konnte so wie bisher sicher nicht mehr weitergehen."

„Abhängig" und „hilfsbedürftig" – das war wohl damals das Schlimmste, was Margarete passieren konnte. Und es war für mich, den Muttersohn, der das Versorgen und Helfen nicht gelernt hatte, eine massive Herausforderung. „Unsere Beziehung konnte so wie bisher nicht mehr weitergehen" – das fühlte ich auch. Ich hatte mich Margarete gegenüber – aus den erwähnten instinktiven Abgrenzungstendenzen – oft verschlossen erlebt. Darunter litt sie, und darunter litt auch ich. Und jetzt machte es mir regelrecht Angst: Würde in dieser schweren Krise meine Liebe ausreichen, um diesen Weg mit ihr zu gehen?

Wir machten uns auf den Weg. Margarete lernte immer besser, Schwäche und Angewiesenheit anzunehmen. Das wiederum half mir, mich wichtiger zu fühlen, gab mir Kraft zu mehr Engagement. Zu spüren, dass der andere einen braucht, stärkt die eigene Kraft zur Hingabe. Zuerst war ich ja – wie bereits geschildert – den Irrweg gegangen, mich vor allem für alles Äußere zu engagieren, für die Praxis, das Geldverdienen, die äußeren Dinge des Lebens. Die Auseinandersetzung darüber führte uns in die tiefste Krise der ganzen Zeit und war dann der unmittelbare Anstoß, in Paartherapie zu gehen.

Hier begann ich zu verstehen, worum es jetzt ging: nicht in erster Linie um äußeres Engagement, nicht um ein heroisches „Jetzt muss ich es alleine schaffen!", sondern in erster Linie um „Für sie da sein". Durch den Krebs habe ich gelernt, mich auf Bindung wirklich einzulassen. Neben der Therapie erfuhr ich in einem Ausmaß, das ich nie erwartet hätte, Hilfe aus einem Buch. Ken Wilbers schon erwähntes Werk „Mut und Gnade"[2] bewegte mich in dieser Hinsicht tief. Was der Autor hier von sich und seinem Weg mit seiner Frau Treya beschreibt, aktivierte in mir neue Kräfte. Bindung und Hingabe wurden für mich von da an zentrale Anliegen. Es erstaunt mich selbst immer wieder, dass ein Buch dies vermochte, aber es war so.

Die Fixierung auf den Autonomie-Pol, zu der wir beide tendierten, löste sich damit mehr und mehr auf, und beide begannen wir die Intimität echter Bindung zu spüren, die uns vorher oft nicht zugänglich gewesen war. Dadurch kamen wir uns sehr viel näher, als wir uns vordem waren, und ich habe - gerade auch aus den letzten Jahren - Momente von beglückender Innigkeit im Gedächtnis - trotz allem Schweren, das uns in dieser Zeit zugemutet war.

Trotz Therapie und Lektüre weiß ich natürlich letztlich dennoch nicht eindeutig, was es mir, was es uns ermöglicht hat, uns in der Situation der Krankheit auf Bindung wirklich einzulassen. Ich kenne nämlich ansatzweise von mir durchaus auch die andere Alternative, nämlich die Tendenz, sich zu distanzieren und die Verbindung abreißen zu lassen. Gerade zu Beginn der ersten Wiederkehr der Krankheit war in mir so etwas wie ein unbewusster Protest dagegen, ein Nicht-Wahrhaben-Wollen, was dazu führte, dass ich Margarete auf der Gefühlsebene sehr allein ließ. Wir sind dieser Möglichkeit auch in unserer Arbeit und in den Interviews begegnet, die Margarete mit betroffenen Paaren führte: nämlich sowohl der Tendenz des Erkrankten, mit seiner Krankheit allein zu sein und nichts von dem mitzuteilen, was ihn wirklich bewegte, als auch der Tendenz des Partners, sich nicht zu engagieren, sondern sich aus Angst, Widerwillen oder auch Unfähigkeit zu distanzieren - bis hin zur Trennung. Hier erlebten wir, wie die Krankheit zu keiner Lockerung, sondern zur Verstärkung der alten Autonomie-Bindungs-Polarisierung führte. Es geht also keineswegs „automatisch". Zwar ist die Erschütterung durch die Krankheit eine Chance, aus dem Alten auszusteigen. Aber es bleiben dann immer noch die beiden erwähnten Möglichkeiten: die alte Tendenz zu verstärken oder sich auf etwas Neues einzulassen.

Die Krankheit stellte in Bezug auf unseren Umgang mit Autonomie noch in anderer Hinsicht eine Herausforderung dar. Sie war – vor allem für mich – ein beständiges Autonomie-Training. Weil ich eben ausgeführt habe, dass die Krankheit mich vor allem in meinem Bindungsverhalten herausgefordert hat, scheint das zum bisher Gesagten im Gegensatz zu stehen. Aber es scheint nur so zu sein. Denn unsere anfangs so stark betonte „Autonomie" war eine „Autonomie gegen". Ich betonte sie gegen meine Angst, vereinnahmt zu werden, und Margarete war sie wichtig gegen ihre Angst, sich bedürftig zu zeigen. Eine solche „Autonomie gegen" bekämpft oft mehr den Partner, als dass sie für sich selber Freiraum zu schaffen vermöchte. Sie ist eine noch nicht zur Reife gelangte Autonomie, ähnlich dem Verhalten von Kindern in der Trotzphase und von Heranwachsenden in der Pubertät. Sie geht mit einer guten Portion Abhängigkeit vom anderen einher, weil sie ihn „braucht", um sich von ihm abzugrenzen. Und sie verhindert nicht, den anderen zu vereinnahmen und ihn, wie M. L. Moeller das treffend nennt, zu „kolonialisieren"[3]. Davon war auch unsere Beziehung vor der Erkrankung nicht frei gewesen. Wir konnten schon arg „aneinander herumbessern", um den andern so hinzubiegen, wie wir ihn haben wollten. In dieser Hinsicht nun war der Krebs eine harte Entwöhnungskur. Denn mit der Erkrankung betrat Margarete, wie jeder, der davon betroffen ist, eine Welt, die mir, dem gesunden Partner, auch als ich mich mehr um Einfühlung zu bemühen begann, in so mancher Hinsicht verschlossen blieb. Ich konnte nicht wirklich „wissen", wie es Margarete mit ihrer Krankheit und während ihrer Behandlungsphasen wirklich ging. Deshalb konnte ich auch oft ihre Entscheidungen nicht wirklich nachvollziehen. Das heißt: Ich hatte immer wieder der Versuchung zu widerstehen, sie zu „kolonialisieren", und war herausgefordert, ihr ihre Welt zu lassen und in meiner Welt zu bleiben, die anders war als die ihre. Ich musste es üben, mir und ihr zu sagen: Es ist deine Krankheit, es ist dein Gefühl, und die sind anders als meine. Ich muss sie dir lassen, ich respektiere sie, ich stecke nicht in deiner Haut.

Ich glaube, dass mir die Erkrankung hier etwas abforderte, was generell in Paarbeziehungen von großer Bedeutung ist, aber viel zu wenig beachtet wird: Der andere ist wirklich ein anderer. Er hat seine Gefühle, seine Intuitionen, seinen Zugang zur Wirklichkeit. Die Welt des anderen ist nicht meine Welt. Die Gefahr ist sehr groß, dass ich den anderen meinem Ich „einverleibe" und dieses Anders-Sein nicht wirklich respektiere. Besonders schwierig war es für mich, der ich alternativen Methoden gegenüber sehr viel skeptischer war, wenn Margarete anfangs immer wieder Neues entdeckte und neue Versuche startete. Hier tauchte die Versuchung auf, ihr dreinzureden oder es ihr auszureden oder wenn es Enttäuschungen gab, nachzukarten und zu sagen „Siehst du, ich habe es dir gleich gesagt ..." Ich lernte es allmählich, solche Reaktionen häufiger zu lassen und auch dann mit ihr mitzugehen, wenn ich es in ihrer Lage vermutlich anders gemacht hätte.

Hier schließt sich der Kreis zum vorher Gesagten: Autonomie zu entwickeln und dem anderen seine Autonomie zu lassen, steht letztlich nicht im Gegensatz zu Hingabe und Bindung, sondern ist ihre Voraussetzung. Ich kann mich auf eine reife und befriedigende Weise nur einlassen auf den anderen, wenn ich dessen Autonomie respektiere und fest in meiner eigenen verankert bin[4]. Insofern wurde die Erkrankung Margaretes für uns in dieser Hinsicht eine harte Schule: Von unreifer Bindung und unreifer Autonomie, die im Gegensatz zueinander stehen, ein Stück weit in Richtung reiferer Bindung und reiferer Autonomie, die zwar immer noch in Polarität zueinander stehen, aber in einer tieferen Einheit miteinander verbunden sind.

3. Bestimmen und Sich-Anschließen

Bei dieser Polarität geht es um die Machtverteilung in der Paarbeziehung. Machtverteilung, das klingt im Zusammenhang mit Beziehung etwas bombastisch. Aber Macht spielt in Beziehungen, wenn man sie realistisch betrachtet, immer eine zentrale Rolle. Denn es geht dabei um die schlichte Frage: Nach wessen Kopf soll es gehen? Bestimmt immer nur ein und derselbe und der andere schließt sich immer nur an, stimmt zu, fügt sich? Das wäre eine Polarisierung an den entgegengesetzten Polen „Bestimmen" und „Sich-Anschließen". Oder versuchen beide gleichzeitig, das Heft in die Hand zu nehmen und rangeln darum, nach wessen Kopf es gehen soll? Das wäre die Fixierung beider auf dem Pol „Bestimmen". Oder aber – was vielleicht nicht so häufig, aber immer wieder einmal auch vorkommt: Schiebt jeder die Verantwortung auf den anderen und wartet auf dessen Entscheidung? Das wäre eine Fixierung auf dem entgegengesetzten Pol „Sich-Anschließen". Eine Machtbalance in der Beziehung hingegen besteht darin oder – besser gesagt – wird immer wieder dadurch hergestellt, dass beide Partner zum Zuge kommen, dass jeder von beiden mal bestimmt und mal nachgibt. Napir[5] verwendet in diesem Zusammenhang das Bild von einer Wippe: Wippen macht Spaß, wenn mal der eine „oben" und mal der andere „oben" ist, wenn die Wippe also mal rauf und mal runter geht. Wenn die Wippe in der Schieflage „Oben-Unten" stehen bleibt oder wenn jeder den anderen nur noch hindert, nach oben zu kommen, ist es mit dem Spaß vorbei, weil sich dann nichts mehr bewegt. So ist es auch in einer Beziehung: „Oben" und „Unten" müssen zwischen den Partnern wechseln, die Macht muss zwischen ihnen geteilt sein – nicht im Sinne eines starren 50:50, aber im Sinn eines flexiblen Hin und Her. Das ist mit „dynamischer Balance" hinsichtlich der Machtpolarität gemeint.

In unserer Beziehung gab es hier - vergleichbar mit der vorausgehenden Polarität - ebenfalls eine Tendenz zur Fixierung: nämlich zur Fixierung auf dem Pol „Bestimmen“. Das war nicht immer so gewesen. Am Anfang unserer Beziehung war Margarete aufgrund ihrer erwähnten größeren Lebenszuversicht und ihres Elans, aber auch wegen ihrer therapeutischen Qualifizierung und Erfahrung, die mir fehlten, eindeutig die „Führende“ - jedenfalls in vielen Bereichen. Salopp gesagt hatte ich damals ganz schön zu „strampeln“. So kam es, was in solchen polarisierten Konstellationen oft geschieht: Derjenige der im „Oben-Unten“ die untere Position besetzt, kämpft sich nach oben, und es kommt zur Auseinandersetzung um die „obere Position“. So war es auch bei uns: Immer wieder fanden wir uns verstrickt in unerquicklichen Rangeleien, zum Beispiel darum, wer nun mit seiner Interpretation meines oder ihres Verhaltens recht hatte und wer falsch lag. „Symmetrische Eskalation“[6] heißt das in der Fachsprache, und manchmal waren wir darin recht mühselig verhakt. Wir erfuhren nicht selten die fatale Dynamik dieses Beziehungsmusters, das wir natürlich aus unserer Arbeit mit Paaren bestens kannten. Dennoch waren wir oft nicht imstande, uns diesem Sog zu entziehen. Ich erinnere mich, dass wir an manchen Abenden, wenn wir nach gemeinsamer Arbeit an der Beratungsstelle im Auto nach Hause fuhren, in einer Weise miteinander rangen, dass mich das Gefühl packte: Jetzt darf ich auf keinen Fall nachgeben, das wäre die vollständige Kapitulation! Aber „nicht nachgeben“ führte auch keinen Millimeter weiter und machte nichts besser, sondern zog nur nach sich, dass Margarete ihren Gegenstandpunkt noch heftiger vertrat, was mir das Nachgeben noch unmöglicher machte. Das waren manchmal wirklich verzweifelte Situationen, und ich weiß von daher nur zu gut, wie es Paaren in der Tiefe ihrer Seelen geht, wenn sie in einer solchen Machtkampfdynamik verstrickt sind, wie aber diese Verzweiflung nicht eingestanden werden darf, denn das wäre ja erst recht die Kapitulation.

Die Krankheit führte unsere Machtkämpfe ad absurdum. Wir waren nun beide mit der größeren Macht eines Dritten, nämlich der Erkrankung konfrontiert, und dies ließ uns unsere Rangeleien wirklich lächerlich erscheinen. Ihre Destruktivität wurde uns offenkundig. Vor allem spürten wir in dieser Situation besonders deutlich: Durch häufige Machtkämpfe zerstören Partner die gegenseitige Achtung voreinander. Denn die mit den Machtkämpfen entstehende Tendenz, gegeneinander zu eskalieren, lässt fast immer zur Waffe verachtender Äußerungen und Abwertungen des anderen greifen. Dies verursacht häufig schlimme, freilich oft uneingestandene Verletzungen. Dieser Gefahr wurden wir uns nun voll bewusst – angesichts dieser Macht „Krankheit", die stärker war als wir beide und der wir nun beide ausgesetzt waren. Wir begannen, einander mehr Raum zu lassen und wurden bereiter, uns einander mehr anzuschließen.

J. Gottman[7] betont, wie wohltuend es sich in einer Beziehung auswirkt, wenn jeder der beiden Partner spürt: „Der andere lässt sich von mir beeinflussen", er räumt mir also „Macht" ein, anstatt mich zu bekämpfen. Denn das gibt mir mehr als vieles andere das Gefühl: Ich bin für ihn wichtig, er nimmt mich ernst, er achtet mich. So begannen wir, diese wohltuende Wirkung des „Sich-Anschließens" zu erfahren – und die Machtkämpfe reduzierten sich deutlich.

Da, wo wir uns nach wie vor schwer taten, auf Rechthaberei und Rangelei miteinander zu verzichten, nämlich im Bereich der gemeinsamen therapeutischen Arbeit, trafen wir noch zusätzliche Maßnahmen: Wir reduzierten einfach die Gelegenheiten, in denen wir direkt miteinander arbeiteten, entweder indem wir uns - in der Fortbildung - in den Kursen abwechselten oder indem wir - bei der Therapie mit einzelnen Paaren - jeweils nur noch allein arbeiteten. Das war ein Verzicht, der schmerzte, weil wir es auch genossen hatten, gerade als Therapeuten-Paar bekannt zu sein. Aber es war uns wichtiger, die unmittelbaren Konkurrenzsituationen in der Arbeit zu reduzieren. Das wirkte sich auch in anderer Hinsicht positiv aus: Die Arbeit begann in unserem gemeinsamen Leben und in unseren Gesprächen einen weniger breiten Raum einzunehmen. Das hat der Qualität nicht geschadet. Es gab ja noch immer Projekte, in denen wir zusammenarbeiteten und diese gelangen nun besser als es zuvor der Fall gewesen war.

Aus meiner Arbeit mit Paaren in den Jahren nach Margaretes Tod kenne ich noch andere Dynamiken, die eine solche Erkrankung hinsichtlich der Macht-Polarität auslöst. In den beiden Fällen, die ich hier erwähne, war die Ausgangssituation anders als bei uns: Sie waren nämlich beide in Über- und Unterordnungs-Mustern polarisiert, und zwar waren vor der Erkrankung jeweils die Männer die Bestimmenden gewesen und die Frauen diejenigen, die sich vorwiegend anschlossen und anpassten.

Im ersten Fall erkrankte die Frau an Krebs. Bis dahin hatte sie sich so gut wie alles von ihrem Mann vorschreiben lassen bis dazu hin, den Kontakt zu ihren eigenen Eltern abzubrechen, weil dieser ihm nicht genehm war. Durch die von der Krankheit verursachte Erschütterung schreckte die Frau förmlich aus einem Dornröschenschlaf auf. Die Erkrankung hatte eine beinahe dramatisch emanzipatorische Wirkung. Sie spürte auf einmal: Jetzt darf ich nicht mehr das fügsame kleine Mädchen sein. Jetzt kommt es auf mich an, jetzt muss ich mein Leben selber in die Hand nehmen. Das führte zuerst zu heftigen Konflikten mit dem Mann. Wir nannten ihn – in der Gruppe, in der ich das Paar kennen lernte – den „Ritter Georg". Es war ihm nun plötzlich zugemutet, die Rüstung abzulegen. Der therapeutische Prozess in der Gruppe half ihm, mehr auf seine Frau zu hören und auch ihre Ansichten und Überzeugungen gelten zu lassen und dabei selber die Entlastung zu erfahren, nicht immer in der vordersten Front stehen und den Kopf hinhalten zu müssen.

Beim zweiten Paar war das Machtmuster sehr stark als „Kontrollmuster" ausgeprägt. Der Mann pflegte das Verhalten seiner Frau bis in Kleinigkeiten hinein zu kontrollieren. Wenn sie beide zu Hause waren, musste es ganz genau nach seinem Kopf gehen. Die Frau war selber auch berufstätig, und zwar in einem sehr anspruchsvollen Beruf. Bis zu einem gewissen Grad entlastete es sie, dass der Mann daheim alles bestimmte. So hatten sie sich einigermaßen mit ihrem polaren Muster arrangiert. Die Krebserkrankung des Mannes führte zu einer schlimmen Krise in der Paarbeziehung: denn sie hatte zur Folge, dass sich der Mann insgesamt stark bedroht und verunsichert fühlte und krankheitsbedingt aus seinem Beruf ausscheiden musste. Beides – die generelle Verunsicherung und die Tatsache, dass er nun rund um die Uhr zu Hause und damit für alles zuständig war – veranlasste ihn, seine Kontrolltendenzen derart zu steigern, dass es für die Frau völlig unerträglich wurde. Hier hatte die Erkrankung zunächst dazu geführt, das Machtmuster extrem zu steigern und immer mehr zu polarisieren. Es war in der Paarberatung nicht leicht, die Frau dazu zu bringen, dass sie, die Gesunde, sich erlaubte, gegen das Kontrollmuster ihres kranken Mannes aufzubegehren, und ebenso war es nicht leicht, dem Mann nahezubringen, dass es – schon im Interesse der eigenen individuellen Lebensqualität – dringend nötig war, jeden Tag und in allen möglichen kleinen Dingen das „Loslassen“ zu üben. Bei ihm wurde die Erfahrung der Ohnmacht zum zentralen Lebensthema: Die Krankheit ließ sich nur sehr begrenzt kontrollieren, und er musste insgesamt einen neuen Weg finden, mit seinem Leben umzugehen. Es ging darum, das Loslassen zu lernen, was eine heilsame Wirkung nicht nur auf die Beziehung, sondern auch auf das gesamte Leben dieses Paares hatte.

Ob die Erkrankung dazu führt, dass ein Paar zentrale Muster seiner Lebensorganisation verstärkt oder ob es diese völlig durcheinanderbringt, wie das im vorherigen und in unserem eigenen Fall geschah, immer löst sie eine Krise aus, die manchmal auch zum Auseinanderbrechen der Beziehung führen kann, wenn es dem Paar nicht gelingt, die Krise als Herausforderung zu einer Flexibilisierung dieser Muster zu nutzen.

4. Geben und Nehmen

Bei dieser Polarität geht es um die Balance im emotionalen Austausch des Paares. Polarisierung bedeutet hier: ein Partner gibt, der andere nimmt. Folge dieser Polarisierung – früher oder später: Der Gebende fühlt sich ausgebeutet, der Nehmende bekommt ein immer schlechteres Gewissen. Denn sein „Konto“ gerät immer mehr ins Minus. In Liebesbeziehungen von „Konten“ zu sprechen, wird mancher als unangemessene Metapher erleben, ist doch eine Partnerschaft mehr als ein Tauschgeschäft. Doch bringt dieses unromantische Bild eine wichtige Wahrheit zum Bewusstsein: Ebenbürtigkeit in Beziehungen braucht Gegenseitigkeit und Ausgleich. Auch wenn es unangemessen wäre, bei jedem Geben mit dem zu kalkulieren, was ich dafür bekomme, braucht es doch aufs Ganze gesehen auch in der Liebe ein ausgeglichenes „Soll und Haben", damit es auf Dauer gut gehen kann. Denn selbst wenn die hinsichtlich Geben und Nehmen polarisierte Beziehung lange Zeit nicht als Ausbeutungsverhältnis erlebt wird, weil der Gebende zum Beispiel gerne gibt, so entsteht doch dadurch unausweichlich eine Art Eltern-Kind-Verhältnis zwischen Mann und Frau, denn dieses „Mehr geben als nehmen" ist für Eltern im Hinblick auf ihre Kinder typisch und hier auch ganz in Ordnung. Zwischen erwachsenen Partnern aber lässt es ein Gefälle ähnlich dem Eltern-Kind-Gefälle entstehen, und dieses blockiert auf die Dauer die typische Partner-Liebe, die nur eine Liebe zwischen Gleichwertigen, die „in Augenhöhe" zueinander stehen, sein kann.

Neben dieser Polarisierung gibt es hier auch eine typische einseitige Fixierung: nämlich die Fixierung auf den Pol des Nehmens. Dies ist der Fall, wenn beide Partner nur voneinander haben aber nicht einander geben wollen (oder können), wenn sie sich also gleichsam wie zwei bedürftige Kinder die leeren Hände entgegenstrecken. Diese nicht erfüllte wechselseitige Bedürftigkeit erzeugt Wut aufeinander, die manchmal bis hin zu offener Gewalt gegen den Partner führt.

Eine dynamische Balance von Geben und Nehmen ist dann vorhanden, wenn es zwischen den Partnern einen „hohen Umsatz" von Geben und Nehmen gibt[8]. Dieser „hohe Umsatz" gehört zu einer lebendigen, als gleichwertig empfundenen und emotional intensiven Paarbeziehung. Es geht also auch hier wieder, wie bei den anderen Polaritäten, um Wechselseitigkeit: dass beide beides tun: viel geben und viel nehmen. Das heißt, dass beide in einer – durchaus wechselnden, aber niemals zum Stillstand kommenden – Bewegung in Richtung auf beide Pole bleiben.

Unsere Beziehung war in dieser Hinsicht vor der Erkrankung klar polarisiert. Margarete war die Gebende und ich war der Nehmende. Das war für mich einerseits sehr schön, und ich verdanke ihr in dieser Hinsicht, vor allem am Anfang unserer Beziehung, als ich wirklich „mit leeren Händen" dastand, sehr viel. Aber andererseits wurde es auch bald zum Problem. Zu Festzeiten und -tagen wie zum Beispiel an Weihnachten oder Geburtstagen konnte ich damit rechnen, dass Margarete mich mit Geschenken überhäufen würde, weil sie solche Freude am Schenken und so viele Ideen hatte. Sie gab aus reicher Fülle sozusagen. Mir dagegen fiel immer sehr viel weniger ein, so gern ich auch der Gebende gewesen wäre. In dieser Hinsicht empfand ich mich karg und arm an Ideen. Das machte mir schlechte Gefühle und programmierte Enttäuschungen vor.

Dass wir uns hier so polarisierten, das hatte mit verschiedenen Dingen zu tun, einmal mit unserer Geschichte als Paar und zum anderen mit unseren Erfahrungen in den Herkunftsfamilien. Zum Zeitpunkt des Kennenlernens schleppte ich noch viele unerledigte Angelegenheiten aus meiner ersten gescheiterten Ehe mit mir, unter anderem den Makel, dass sie überhaupt gescheitert war, und das schlechte Gewissen, dass ich nun auch meinen Kindern kein präsenter Vater mehr sein konnte. Außerdem stand ich beruflich vor dem Aus, weil ich zum damaligen Zeitpunkt in der Erwachsenenbildung der katholischen Kirche tätig war und wusste, dass ich durch meine gescheiterte Ehe hier „nichts mehr werden" konnte. Zudem musste ich, als meine Beziehung zu Margarete begonnen hatte, falls sie bekannt würde, damit rechnen, dass ich wegen „Konkubinats" von meinem Arbeitgeber fristlos gekündigt würde. Ich fühlte mich orientierungslos und bedroht. Margaretes Situation dagegen war gänzlich anders: Sie war damals schon beruflich sehr erfolgreich – als Familientherapeutin und Kursleiterin. Sie hatte zuvor noch in keiner längeren festen Beziehung gelebt und hatte keine gescheiterte Ehe hinter sich. Frei von Bindungen und voller Elan war sie in unsere Beziehung hineingegangen. Zweifellos hat sie mich damals „gerettet" aus meiner Misere, und dieses Muster, sie die „Retterin", ich das gerettete „Opfer", sie die „Erlöserin", ich der „Erlöste", dieses Muster prägte in den ersten Jahren unsere Beziehung stark.

Zum anderen hatte die Polarisierung „sie, die Gebende" und „ich, der Nehmende" auch mit unserer früheren Vergangenheit in den jeweiligen Herkunftsfamilien zu tun: Margarete war eine „Vatertochter". Für ihren Vater hatte sie ihre ganz Kraft eingesetzt, ja sich manchmal auch überfordert, um für ihn „seine Tüchtige" zu werden. Ich dagegen war als das jüngste von drei Kindern und willkommener zweiter Junge ein Muttersohn[9], der es gewohnt war, dass die Mutter ganz für ihn da war. Dies erwartete ich auch - jedenfalls unbewusst - von der Partnerin. Die Mutter-Nähe hat aber bei den „Mutter-Söhnen" häufig auch die andere Seite, nämlich die fast instinktive Tendenz, abzublocken, wenn sie mit weiblicher Bedürftigkeit konfrontiert werden. So war es leider anfangs auch bei mir. So konstellierten wir - jeder von seiner Seite und aus seinen frühen Familienerfahrungen - dieses Muster in unserer Beziehung: sie die Gebende, ich der Nehmende oder der Sich-Verweigernde, wenn es ums Geben ging.

Die Erkrankung stellte dieses einseitige Muster insofern auf den Kopf, als Margarete nun plötzlich die Hilfsbedürftige war, die dringend Unterstützung und Zuwendung brauchte. Und ich als der Gesunde, „Unversehrte" war nun angefragt und aufgefordert, der Gebende zu werden. Muttersöhne haben das Geben nicht gelernt - und tüchtige Vatertöchter nicht das

Nehmen. Einfach zu nehmen, ohne wieder geben zu können, das fiel Margarete genauso schwer, wie ich mir mit dem Geben schwer tat. Die Krankheit forderte uns auch hier stark heraus, auf die jeweils andere Seite zu gehen und so unser Beziehungsmuster zu flexibilisieren. Dabei wurde unser ursprüngliches Muster nicht einfach ins Gegenteil verkehrt. Obwohl ich äußerlich viel gegeben habe, viel geben musste, bin ich auf einer tieferen Ebene keineswegs zu kurz gekommen. Ihre Liebe zu mir hat in den letzten beiden Jahren eine Zartheit und Innigkeit erreicht, durch die ich mich zutiefst beschenkt fühlte, viel tiefer noch als in den Zeiten, da sie mich in ihrer Großzügigkeit mit Geschenken überhäuft hatte.

Bei der Umorientierung vom Nehmen auf das Geben hat mir sicher geholfen, dass im Laufe der Zeit mein Selbstbewusstsein durch Erfolge im Beruf deutlich gestärkt wurde. Man muss das Gefühl haben, „über etwas zu verfügen", damit man auch geben kann. Aus dem Gefühl heraus, mit leeren Händen dazustehen, lässt sich schlecht geben. Man sollte dies bedenken: Bei demjenigen, der sich im Fall der Erkrankung seines Partners nicht imstande fühlt, fürsorglich engagiert zu sein, herrscht oft eine große Hilflosigkeit vor und keine sehr hohe Meinung von seinen Fähigkeiten und Möglichkeiten. Wirklich zu geben setzt voraus, über ein gewisses Selbstbewusstsein zu verfügen.

Außerdem haben uns noch zwei andere Umstände geholfen, dass ich die Wende vom Nehmen zum Geben vollziehen konnte und sie die vom Geben zum Nehmen: Wir hatten sehr gute Freunde, und ich begann, mir mehr und mehr zu erlauben, sie für mich als Quellen von Unterstützung und Zuwendung zu nutzen. Ich begann, meine eigenen Kontakte mehr zu pflegen. Und ich erlaubte mir, es auch zu genießen, hier mit Krankheit und Schwäche, mit Krankenhausgeruch und weißen Kitteln nicht konfrontiert zu sein. Margarete förderte das. Sie fand es gut, dass ich diese Kontakte pflegte. Sie ermutigte mich, allein mit den Freunden und mit meinen Töchtern Urlaube und mehrtägige Wanderungen zu machen, sogar zweimal während ihrer Behandlungsphasen im Krankenhaus. So konnte ich wunderbar erholsame Tage weit weg auf einer Insel oder in den Bergen verbringen, weit weg von allem, was mich sonst in Anspruch nahm. Wir wurden uns darüber immer klarer: Der begleitende Partner braucht eigene Stellen, an denen er wieder auftanken kann. Sein Engagement führt sonst unweigerlich ins Burn-out. Das müssen beide sehen - der Kranke wie sein Partner - und es ernst nehmen.

Frauen und Männer haben da ihre spezifischen Probleme. Männer haben oft gar keine Freunde, die ihnen emotionale Nähe geben könnten, sei es, dass sie in der Rolle des Erkrankten oder des Begleiters sind. Frauen dagegen meinen, sie müssten - wenn ihnen die Rolle der Begleiterinnen zukommt - nun für sich selbst auf alles verzichten und ganz in der Geber-Rolle aufgehen. Ich erinnere mich hier wieder lebhaft an das Paar mit dem oben schilderten Kontroll-Muster. Die Frau, die ihren erkrankten Mann begleitete und die selber beruflich stark beansprucht war, verausgabte sich dermaßen, dass sie bald - jedenfalls ihrem aktuellen Gesundheitszustand nach - schlechter dran war als ihr krebskranker Mann. Es war dringend nötig, sie zu unterstützen, dass sie etwas gegen ihre chronische Bronchitis unternahm, die sie wegen der „viel schlimmeren" Erkrankung ihres Mannes völlig vernachlässigt hatte.

Damit der Partner guten Gewissens etwas für sich selber tun kann, dafür spielt allerdings eine entscheidende Rolle - und das ist der zweite Umstand, auf den ich hinweisen möchte -, wie der krebskranke Partner sich dazu stellt und mit dieser Situation umgeht. Margarete wurde immer bereiter, einen Totalanspruch auf meine Unterstützung aufzugeben und eigene andere Bezugspersonen zu finden, von denen sie sich versorgen ließ. Dies tat sie anfangs auch aus der Enttäuschung über meine Schwierigkeiten mit dem Geben und Für-Sie-Da-Sein, es stellte sich aber im weiteren Verlauf als eine große Entlastung für uns beide und damit für unsere Beziehung heraus. Denn ich wusste sie in guten Händen, konnte etwas für mich tun und war danach umso bereiter, wieder für sie da zu sein.

Auch hier wird wieder ein typisches Geschlechter-Rollen-Muster aktuell: Bei erkrankten Männern kenne ich oft die Schwierigkeit, dass sie zu niemandem außer ihren Frauen eine so enge Beziehung aufgebaut haben, dass er als Alternative zur Partnerin für ihre Versorgung in Frage käme. So war es auch bei dem oben erwähnten Paar. Der Mann hatte niemanden, dem er sich so nahe fühlte, dass er sich von ihm anstelle seiner Frau hätte versorgen lassen wollen. Dadurch übte er auch einen entsprechenden Druck auf sie aus, die Allein-Versorgerin zu spielen. Hier zeigt sich, dass Männer, was persönliche Kontakte anlangt, gegenüber Frauen oft starke Defizite aufweisen, die sich in einer solchen Krisensituation, wie die Krankheit sie darstellt, als sehr belastend – auch für die gesamte Paarbeziehung – herausstellen können.

Seit ich die Erfahrung gemacht habe, welche Bedeutung in der Krankheitssituation für ein funktionierendes Geben und Nehmen zwischen den Partnern Freunde von beiden als „Tankstellen“ haben, frage ich Betroffene immer, wie es darum steht: Hat der Kranke Bezugspersonen, die phasenweise die Begleitung übernehmen können, ohne dass dies nur als Defizit oder gar „Verlassenwerden“ erlebt wird? Hat der begleitende Partner

Freunde und Bezugspersonen, die eine emotionale Quelle von Nähe und Zuwendung für ihn sind? Für die Bewältigung der Krankheit ist dieser Faktor von einer nicht zu unterschätzenden Bedeutung.

Wenn der Partner, der bisher vorwiegend der Gebende in der Beziehung war, erkrankt, ist das natürlich eine ganz besonders schwierige Irritation des eingespielten Musters. Es braucht dann zu aller Einsicht eines, damit es gut weitergehen kann: die grundsätzliche Bereitschaft des bisher vorwiegend Nehmenden, sich auf die Geber-Rolle einzulassen. Ich habe bereits davon gesprochen, dass an diesem Punkt häufig Männer ihre krebserkrankten Frauen verlassen. Hier scheint ein großes Reifungsdefizit vorzuliegen. Diese Männer sind seelisch noch Kinder, die es nicht ertragen können, wenn die Frauen, die sie offensichtlich bisher hauptsächlich in einer mütterlichen Rolle wahrnahmen, durch die Krankheit diese Mutterrolle aufkündigen müssen. So schlimm das ist, leider sind die Frauen daran meist nicht völlig unbeteiligt: Sie haben es vor der Erkrankung viel zu lange toleriert, ausschließlich die emotionalen „Tankstellen" der Männer zu sein. Wenn die Krise dann eintritt, sind die Positionen oft schon so polarisiert, dass eine Flexibilisierung in Richtung Balance nicht mehr möglich ist.

Zusammenfassend kann ich sagen: Gerade im Lichte unseres Konzepts der Balance der drei Grundpolaritäten schaue ich heute mit dem Gefühl großer Dankbarkeit auf diese Zeit unserer Beziehung zurück. Wir sind einen weiten Weg gegangen. Wir tendierten vor Margaretes Erkrankung teilweise zu starken Einseitigkeiten und Polarisierungen, die unserer Beziehung hätten sehr gefährlich werden können. Die Krankheit, so schlimm sie war und so viel sie uns auch genommen hat, wurde für uns zu einer entscheidenden Herausforderung, diese

Gefahr zu überwinden. Wir haben am eigenen Leibe erfahren, wie dies für die Lebendigkeit der Liebe entscheidend ist und viel wichtiger, als bloße Gesundheit und Vitalität.

5. Lebensthemen

Die wenigen Andeutungen machen wahrscheinlich deutlich, wie die Krankheit uns dazu führte, uns bestimmten Lebensthemen, die jeder aus seiner Herkunftsfamilie mit in die Beziehung brachte, neu zuzuwenden und uns in dieser Hinsicht weiterzuentwickeln. Bei Margarete war es - wie gesagt - das Thema der tüchtigen Vatertochter, die dazu neigt, alles selber in die Hand zu nehmen, lieber zu strahlen und gut drauf zu sein, als Schwäche und Bedürftigkeit zu zeigen, und die dennoch in tiefer Sehnsucht nach jemandem ausschaut, der Geborgenheit und emotionale Sicherheit vermittelt. Bei mir war es - wie das Leben es häufig so arrangiert - genau „dazupassend" das Thema des netten Muttersohns, der aufgrund seiner Nähe zum mütterlichen Bereich in seiner Ausstrahlung mehr verspricht, als er geben kann, der seine Abhängigkeit von der Mutter häufig erst an seiner Partnerin zu lösen versucht und ihr damit oft viele Verletzungen zufügt.

Solche Themen nenne ich mit Rosmarie Welter-Enderlin „Lebensthemen"[10], denn sie sind zentrale Leitmotive unseres Lebens. In der Kindheit sind sie aufgrund bestimmter Schicksale und Beziehungskonstellationen zum ersten Mal für uns erklungen, und seither begleiten sie unser Leben und tauchen an bestimmten Stellen immer wieder auf. Lebenskrisen wie diejenige, die durch eine so schwere Erkrankung ausgelöst wird, bringen solche zentrale Themen natürlich besonders stark zum Klingen.

Als Menschen vom Fach waren wir beide schon viel damit umgegangen. Dass wir damit einigermaßen ins Reine gekommen sind, haben wir allerdings hauptsächlich unserer Auseinandersetzung mit der Krankheitskrise zu verdanken. Hier wurde es sozusagen wirklich ernst. Die Notwendigkeit, die Abhängigkeiten von Vatertochter und Muttersohn zu verabschieden, erwachsener, autonomer und bindungsfähiger zu werden, wurde unabweisbar.

Von daher stammt meine Überzeugung: Die wirksamste Herausforderung, sich aus bestimmten einengenden Mustern, die wir aus der Vergangenheit in die Paarbeziehung hineintragen, zu befreien und sie zu verwandeln, sind die Krisen einer Paarbeziehung in der Gegenwart. Nichts konfrontiert uns krasser mit genau diesen Mustern, und nichts fordert uns stärker heraus, uns mit unserer Vergangenheit, aus der sie stammen, auseinander zu setzten, ein neues Verhältnis dazu zu finden und dadurch freier in die Zukunft gehen zu können. Freilich geschieht das nicht automatisch. Wir hatten als Therapeuten und durch die Erfahrungen in unseren eigenen Therapien vielfältige Hilfe, unsere Krise so zu nutzen. Von daher bin ich überzeugt: Paare sollten viel öfter solche Hilfen in Anspruch nehmen. Es geht hier in der Regel nicht um „Heilung“ von einer (seelischen) Krankheit. Psychotherapie und Paartherapie sind in diesem Zusammenhang wesentliche Hilfen, diese zentralen Lebensthemen neu aufzugreifen, zu verwandeln und zu integrieren und so ein wesentlicher Beitrag zur Lebensqualität.

6. Sexualität

So wie ich dieses Buch konzipiert habe, fällt es mir nicht leicht, auf das Thema Sexualität zu sprechen zu kommen. Einerseits möchte ich den persönlichen Erfahrungshintergrund nicht verlassen, und dies bedeutet, auch zu diesem intimen Thema Persönliches zu veröffentlichen. Andererseits ist das Thema Sexualität gerade im Zusammenhang mit Krebserkrankung mit besonders vielen Tabus belegt, und Patienten, Ärzte, Schwestern und Pfleger tun sich allesamt schwer damit. Darum gerade scheint es mir nötig zu sein, dieses Thema hier trotz der Schwierigkeiten aufzugreifen.

Es gibt noch einen zweiten Grund, warum ich zögere, darüber zu schreiben. Krebs und Krebs können sehr verschiedene Dinge sein. Besonders auch die Auswirkungen auf die Sexualität des Paares können sehr unterschiedlich sein, je nach dem, welche Organe in welchem Ausmaß vom Krebs betroffen sind. In unserem Fall des Non-Hodgin-Lymphoms, also einer System-Erkrankung, gab es eine unmittelbare Beeinträchtigung der Geschlechtsorgane nicht. Darum möchte ich in diesem Zusammenhang auf das Buch von Stefan Zettl[11] hinweisen, das hinsichtlich dieses Themas sehr viel breiter angelegt ist und in diesem Zusammenhang auf jeden Fall von meinen Leserinnen und Lesern zusätzlich zu Rate gezogen werden sollte.

Wie ich schon erwähnt habe, stellte sich bei Margarete nach der ersten Phase der Chemotherapie kein Eisprung mehr ein. Sie trat also mit Mitte Dreißig bereits ins Klimakterium ein. Das machte zwar Maßnahmen zur Geburtenregelung überflüssig, hatte aber auch weniger angenehme Begleiterscheinungen, denn die Chemotherapien hatten Auswirkungen auf die Schleimhäute, die nicht mehr vollständig rückgängig zu machen waren. Bis wir hier die angemessenen Hilfsmittel für uns herausfanden, gab es Durststrecken und natürlich auch schwierige und frustrierende Erfahrungen. Für viele Paare ist das Thema Sexualität im Zusammenhang mit einer schweren Erkrankung tabuisiert, so als dürfte man angesichts einer solchen Bedrohung über „so etwas“ gar nicht mehr richtig sprechen. So warten sie viel zu lange oder machen sich überhaupt nicht auf den Weg, die nötigen Informationen einzuholen und sich die geeigneten Hilfen zu organisieren. Es ist für mich auch nach wie vor unverständlich, dass Margarete in dieser Hinsicht weder von den behandelnden Ärzten in den Kliniken noch von ihrem Frauenarzt, den sie ambulant aufsuchte, irgendeinen hilfreichen Hinweis erhielt. Bei uns wären es Hinweise auf Feuchtigkeitssalben und Gleitmittel gewesen, die wir gebraucht hätten. Erst durch eigenes Suchen und durch Hinweise von einer Wechseljahre-erfahrenen Freundin fanden wir mit der Zeit heraus, was uns hier dienlich sein konnte.

Dieses In-Anspruch-Nehmen von Hilfsmitteln, die Sexualität erleichtern oder ermöglichen, ist die eine Seite, und ich möchte betroffene Paare sehr ermutigen, offensiv darauf zuzugehen, wenn die Erkrankung äußere Hindernisse für eine befriedigende Sexualität verursacht. Meist gibt es hier bedeutend vielfältigere Möglichkeiten als man annimmt, wenn man nie in die Lage versetzt wurde, Derartiges zu brauchen. Eine andere Seite scheint mir aber mindestens genau so wesentlich, und darauf möchte ich jetzt etwas ausführlicher eingehen.

Mit der Sexualität in Paarbeziehungen ist es generell eine heikle Sache. Unserem heutigen Verständnis nach scheint uns ihre Lebendigkeit auch für eine Dauerbeziehung von zentraler Bedeutung zu sein. Das war in früheren Generationen nicht so. Dass die sexuelle Lust sich in einer Dauerbeziehung verlor, nahm man als gegeben hin. Die Frauen hatten das zu ertragen, und die Männer „durften“ sich, wenn sie es brauchten und nicht sehr religiös waren, anderswo Befriedigung holen. Heute haben wir den Anspruch, dass die Lust auch in einer Dauerbeziehung lebendig bleiben soll. Andererseits machen alle die Erfahrung, dass Gewohnheit, Alltag und familiäre Vertrautheit der Leidenschaft arg zusetzen. Der Eros liebt das Spiel, das Neue und die Abwechslung. Kann man ihm das in einer Dauerbeziehung, in der es so viel „ewige Wiederkehr des Gleichen" gibt, bieten und so verhindern, dass er sich davonmacht? Aus der eigenen Erfahrung und als Resümee aus meiner therapeutischen Arbeit kann ich sagen: Eine lebendige Sexualität ist auch in einer Dauerbeziehung möglich, allerdings nur dann, wenn man sich von der Illusion verabschiedet, Sexualität müsste „von selber" klappen[12]. Nur wenn man sich darum redlich bemüht, wird die Sexualität – durchaus mit Schwankungen – lebendig bleiben oder immer wieder lebendig werden.

Wenn man sich darum redlich bemüht: Das klingt im Zusammenhang mit Sexualität reichlich unpassend. Ich sage es aber ganz bewusst. Denn ohne aufmerksames Bemühen, immer wieder Freiräume, „Spiel-Räume" für Erotik und Sexualität zu schaffen, schwindet die Lust aus dem Leben der Paare mit einer gewissen Unausweichlichkeit. Wenn dann noch die Störung durch ein kritisches Lebensereignis wie die Krebserkrankung hinzukommt, dann kann es damit völlig zu Ende sein. In der Folge davon beginnen dann Paare oft, auch noch andere Arten von zärtlichem Körperkontakt zu vermeiden, um nicht an das unangenehme ausgeblendete Thema „Sexualität" erinnert zu werden. Damit verschwindet aber nicht nur eine wichtige Qualität aus dem Zusammenleben des Paares, es beginnt auch ein Prozess der Entfremdung. Denn Körperkontakt ist ein wesentliches Element von Intimität zwischen Lebenspartnern, und hört dieser auf, wird die emotionale Basis der Beziehung dünner, die lebendige Verbindung der Partner schwächer, und das gerade in einer Situation, in der beide es besonders notwendig bräuchten, diese zu spüren, um ein Stück Sicherheit und Geborgenheit in einer so bedrohlichen Situation zu erfahren.

Die zu den „normalen" Behinderungen der Sexualität durch Alltag und Gewohnheit durch die Krebserkrankung hinzukommenden zusätzlichen Probleme können aber auf Paare auch eine andere Wirkung haben, und damit sind wir wieder beim Thema „Die Krebserkrankung als Herausforderung für Entwicklung". Sie können nämlich auch Anlass sein, sich diesem Thema neu und mit größerer Aufmerksamkeit zuzuwenden und es wieder aufzugreifen. Es gilt, zu überlegen: Was ist trotzdem möglich, was können wir trotzdem tun? Uns hat die Krankheit Margaretes tatsächlich veranlasst, diese Konsequenz zu ziehen. Möglicherweise war die Sexualität in unserer Beziehung überhaupt besonders störbar. Die Selbstverständlichkeit, es so laufen zu lassen, wie es eben lief, war bei uns schon vorher nicht gegeben. Durch die Folgen der Erkrankung wurde uns aber vollends klar: Wir müssen eigens etwas dafür tun, auf jeden Fall jetzt, wo der Krebs als massiver Störfaktor dazugekommen war.

Wir gingen daran, in unserem Leben „Inseln"[13] für Zärtlichkeit und Sexualität zu schaffen. Wir hatten uns schon eine Weile angewöhnt, an Sonntagen keine Seminare mehr zu halten, sodass hier eine relativ gesicherte Zeit für uns vorhanden war. Die Vormittage reservierten wir nun für die Zärtlichkeit. Das mag in den Ohren mancher Anhänger der „Spontaneität" furchtbar klingen. Wir haben aber festgestellt: Wenn wir uns solche Zeiten nicht ausdrücklich dafür reservierten, dann räumten wir doch immer wieder der Arbeit und den Pflichten den Vorrang ein. Also legten wir diese Zeiten für uns verbindlich fest.

Allerdings erkannten wir von Anfang an eines als wichtig: Wir wollten uns nicht unter Druck setzen, dass und was da Besonderes passieren oder gelingen sollte. Die Zeit sollte einfach der körperlichen Zärtlichkeit gewidmet sein, was immer sich dabei einstellte, gut tat, möglich war oder auch nicht. Dabei habe ich etwas Wesentliches für mich gelernt: dass Sexualität und Erotik ein viel breiteres Spektrum umfasst, als ich es mit vielen meiner Geschlechtsgenossen für möglich hielt. Unsere männliche „Orgasmusfixierung" sitzt häufig erstaunlich tief, und sehr häufig trägt gerade sie dazu bei, dass die Sexualität in einer Dauerbeziehung schwierig wird. Denn Frauen brauchen in der Regel für eine lustvolle Sexualität einen größeren Spiel-Raum und mehr Einbettung in eine liebevoll-kommunikative Gesamtatmosphäre. Wenn es solches aber aufgrund von Alltagstrott, Arbeitsbelastung und Pflichterfüllung nicht mehr gibt, trägt das Hindrängen der Männer auf den sexuellen Vollzug bei den Frauen noch zusätzlich dazu bei, dass sie die Lust daran verlieren. Diese Situation wurde bei uns durch den Krebs und seine körperlichen Folgen noch verstärkt: „Es ging nicht mehr einfach so." Wir waren auf neue Wege und Umwege angewiesen. Und es tat uns aufs Ganze gesehen gut, diese zu suchen und zu gehen.

Unsere Sonntag-Vormittage waren bei weitem nicht immer das große Fest der Sinne. Es gab das ganze Spektrum von einem bis zum anderen Ende der Körperlichkeit und Zärtlichkeit. Wir nahmen uns ganz bewusst vor – und das hat sich für uns sehr bewährt: Was möglich ist, ist möglich, und was ist, ist wie es ist, und es ist gut so. Es muss nicht „mehr" sein. Dies entlastete sehr. Und: Es führte im Endeffekt sogar dazu, dass wir ein sehr viel breiteres Spektrum an körperlicher Begegnungsmöglichkeiten und an Austausch von Zärtlichkeiten erforschten und entdeckten, als es uns bis dahin zugänglich war. Dies kam vor allem mir in meiner männlichen Eingeengtheit in Sachen Zärtlichkeit und Erotik sehr zugute, und von daher wurde mir auch deutlich, wie viel mehr genussvolle und befriedigende Möglichkeiten von Körperlichkeit es da gab, selbst wenn man dabei nicht immer leidenschaftliche Höhepunkte erreichte.

Ich will hier nicht schönfärben: Ich bin mir bewusst, dass viele Paare durch eine Krebserkrankung sehr viel dramatischere Einschränkungen in ihrer Sexualität erleiden müssen, als dies bei uns der Fall war. Aber ich meine doch aus unserer Erfahrung sagen zu können, dass Einschränkungen auch immer eine andere Seite haben: Sie fordern zur Auseinandersetzung heraus, ihnen neue und andere Möglichkeiten abzuringen, wenn man sich dadurch nicht in die Resignation treiben lässt, sondern sie als Herausforderung nimmt.

Ich möchte in diesem Zusammenhang noch eine letzte, für mich selber ebenfalls erstaunliche Erfahrung mitteilen. Erst nach dem Tod meiner Frau wurde mir etwas bewusst, was ich während der Zeit unseres Zusammenlebens gar nicht so deutlich merkte: Die Bedeutung der Sexualität für unsere Paarbeziehung hat, je weiter die Krankheit fortschritt, mehr und mehr abgenommen, und zwar auch für mich, den Gesunden. In der Anfangszeit hatte es bei mir durchaus auch Bedürfnisse und Tendenzen gegeben, die in andere Richtungen drängten. Von dem Zeitpunkt ab, als mir deutlich wurde, dass es meine zentrale Aufgabe für die vor mir liegende Lebensphase war, meine Frau in ihrem Krankheitsprozess zu begleiten, und als ich dazu ein ausdrückliches Ja gesagt hatte, traten meine sexuellen Bedürfnisse allmählich in den Hintergrund. Ich bin überzeugt, dass das mit diesem ausdrücklichen Ja zusammenhing, das in mir alle Ambivalenzen überwand. Ich will diese Erfahrung nicht verallgemeinern, geschweige denn Menschen, denen es anders geht, etwas unterstellen. Aber bei mir war es so, und vielleicht ist das eine auch für andere wichtige Erfahrung.

Mit dazu beigetragen haben mag auch noch das Folgende: Mit dem Fortschritt der Krankheit waren wir immer existenzieller mit der Frage um Leben und Tod konfrontiert. Vielleicht ließ das andere Themen wie auch das der Sexualität nicht mehr so wichtig erscheinen. Demgegenüber bekam zärtlicher Körperkontakt im alltäglichen Miteinander die viel zentralere Bedeutung. Unsere Zärtlichkeit wandelte sich außerdem in dieser Zeit: Margaretes kraftvolle Vitalität hatte mir früher zuweilen auch Angst gemacht, ich ließ mich durch sie in meinen Zuneigungsbezeigungen hemmen und in die passive Rolle drängen. Nun aber spielte sich zwischen uns etwas Neues ein: Sie suchte oft bei mir Halt und konnte sich immer öfter auch bei mir anlehnen, und ich spürte immer öfter, ihr das auch geben und sie wirklich auch halten zu können. Dies schuf zwischen uns eine neue Form von Intimität, die wir früher oft gesucht, aber selten miteinander gefunden hatten.

Insgesamt hat mich und hat uns die Erfahrung überzeugt: Wenn man bereit ist, die Krankheit in der beschriebenen entwicklungsorientierten Perspektive zu sehen und anzugehen, dann ist sie eine mächtige Herausforderung zum Wandel, zur Verbesserung und zur Vertiefung der Paarbeziehung. Ob das nun auch eine heilende Rückwirkung auf die Krankheit selber hat oder nicht, kann man dahingestellt sein lassen. Denn es steht außer Frage, dass eine liebevolle und unterstützend erlebte Paarbeziehung ein starkes Gegengewicht gegen die negativen Auswirkungen der Erkrankung selber darstellt und die Lebensqualität in einem zentralen Bereich beträchtlich erhöht.

Hinweise für ähnlich betroffene Paare

- Stichwort „Beziehungsmuster“

1. Die Erkrankung als kritisches Lebensereignis bringt auch die bisherigen Muster in der Beziehung der Partner durcheinander. Fragen Sie sich:
   - Was in unserem Zusammenspiel ist durch die Erkrankung konkret durcheinander geraten und so wie bisher nicht mehr möglich?
   - Was davon beinhaltet auch Chancen? Was könnte sich auch positiv auf die Beziehung auswirken? Welche Herausforderungen in Richtung Verbesserung der Beziehung enthält die „Störung“ der Beziehung durch die Krankheit?

2. Reflektieren sie Ihre Beziehung im Lichte der Polaritäten
   - Autonomie und Bindung
   - Bestimmen und Sich-Anschließen
   - Geben und Nehmen

   War unsere Beziehung vor der Erkrankung hinsichtlich dieser Polaritäten ausbalanciert? Gab es Polarisierungen oder Fixierungen? Wie sahen diese aus und wie haben wir uns damit gefühlt?

3. Fragen Sie sich nach dieser Analyse: Inwiefern hat die Erkrankung die Balance oder Nicht-Balance der Polaritäten in unserem Zusammenleben beeinflusst, verstärkt, gestört, durcheinander gebracht? Welche Gefahren entstehen dadurch für unsere Beziehung? Welche Chancen sind darin auch enthalten? Könnte die „Störung“ uns aufmerksam machen, dass hier schon lange etwas geändert werden sollte?

4. Wenn wir die Störung der Polaritäten durch den Krebs als Chance sehen können: Was müsste jeder der beiden Partner in seinem Leben und im Zusammenleben verändern, damit wir die Chance wahrnehmen? Welche Hilfe brauchen wir als Paar, braucht jeder Einzelne, um Schritte in diese Richtung zu machen?

- Stichwort „Lebensthemen“

1. Welche Lebensthemen bei mir, bei dir, werden durch die Krise, die die Krankheit für unsere Paarbeziehung bedeutet, von neuem oder erstmals angesprochen? Lebensthemen reichen zurück bis in die Herkunftsfamilien. Sie enthalten Grundfragen unseres Lebens, die uns seit der Kindheit begleiten.

2. Zu welcher Entwicklung hinsichtlich dieser Lebensthemen fordert die Erkrankung mich / dich als Erkrankten und dich / mich als begleitenden Partner heraus? Was kann getan werden, um diese Themen im Sinne einer solchen Entwicklung anzugehen?

- Stichwort „Sexualität“

1. Falls die Erkrankung Ihre Sexualität beeinträchtigt: Tabuisieren Sie das Thema nicht in der Beziehung. Sprechen Sie miteinander darüber, damit das Thema überhaupt mal offen zutage liegt und nicht verdrängt wird.

2. Haben Sie den Mut, Ärzte, Berater und einschlägige Literatur diesbezüglich genau zu befragen. Welche Erfahrungen gibt es in ähnlich gelagerten Fällen? Welche Hilfsmittel gibt es in Ihrem Fall? Haben Sie den Mut zum Experiment und zum Ausprobieren.

3. Gehen Sie davon aus, dass die Störung auch in diesem Bereich die Chance enthält, Dinge, die ohnehin schon verändert gehört hätten, jetzt anzugehen. Zu welchen Maßnahmen im Bereich Körperlichkeit, Zärtlichkeit, Sexualität fordert Sie die jetzige, durch die Krankheit entstandene Situation heraus?

4. Auch wenn die Sexualität durch die Krankheit beeinträchtigt wird: Was ist an Körperlichkeit, Nähe und Zärtlichkeit dennoch möglich? Und was unternehmen Sie, damit Sie dem Möglichen nicht ausweichen, sondern es tun?

5. Sollte das Thema Sexualität für Sie beide, auch für den Gesunden, eher in den Hintergrund getreten sein: Ängstigen Sie sich nicht, dass Sie vielleicht sexuell nicht mehr richtig „funktionieren“, sondern nehmen Sie es als Hinweis, dass sich auf diese Weise Ihre Körper auf die gegebene Situation eingestellt haben.

4. KAPITEL: TROTZDEM: LEBEN!

DIE KRANKHEIT ALS ERÖFFNUNG NEUER DIMENSIONEN

O trübe diese Tage nicht,
Sie sind der letzte Sonnenschein;
Wie lange, und es lischt das Licht,
Und unser Winter bricht herein.

Dies ist die Zeit, wo jeder Tag
Viel Tage gilt in seinem Wert,
Weil man's nicht mehr erhoffen mag,
dass so die Stunde wiederkehrt.

Die Flut des Lebens ist dahin,
Es ebbt in seinem Stolz und Reiz,
Und sieh, es schleicht in unsern Sinn
Ein banger, nie gekannter Geiz;

Ein süßer Geiz, der Stunden zählt
Und jede prüft auf ihren Glanz –
O sorge, dass uns keine fehlt,
Und gönn uns jede Stunde ganz.

Theodor Fontane[1]

Ich erinnere mich an die Nacht vom 20. auf den 21. Mai 1998. Gegen 1.00 Uhr komme ich aus der Klinik nach Hause. Margarete ist etwa fünf Stunden vorher gestorben. Ich bin bei ihr geblieben, bis man ihren Leichnam zur Abschlussuntersuchung in die Pathologie geholt hat. Ich schließe die Haustüre auf und betrete die Küche. In dem aufflammenden Licht fällt mein Blick auf die Küchenkommode. Sie ist vollgestellt mit Fläschchen, Tuben und Döschen. Das sind alle die Medikamente und Mittelchen, derer sich Margarete in den letzten Monaten bediente, um der Zerstörung des Krebses etwas entgegenzusetzen. Da überkommt mich eine rasende Wut. Ich muss mich an der Tischkante festhalten, um nicht den ganzen Kram zu packen und auf den Boden zu schleudern. All diese Flaschen, Tuben und Dosen hier möchte ich vernichten. Sie sind in diesem Moment das Zeichen für mich, wie sehr die Krankheit unser Leben die ganzen letzten Jahre bestimmt, uns eingeschränkt und eingeengt hat und wie viel an Leben sie uns verbaut hat . . .

Auch diese Seite gab es. Ich will sie nicht vergessen und nicht verdrängen. Durch den Krebs wurde uns vieles genommen und viel Schweres auferlegt. Dennoch wage ich, dieses Kapitel mit der Überschrift zu versehen: Die Krankheit als Eröffnung neuer Dimensionen. Und ich tue es aus voller Überzeugung und ohne Schönfärberei. Die Krankheit hat uns viel genommen, ja, aber sie hat uns auch herausgefordert, uns auf einen Weg zu machen, der uns neue Lebensdimensionen erschloss. Von vielem, was hierher gehört, habe ich im Vorherigen schon gesprochen. Ich möchte es jetzt noch einmal zusammenfassen und ergänzen. Ich kehre damit nochmals ausdrücklich zu dem zurück, was ich im zweiten Kapitel mit der Kurzformel umschrieben habe: „Lebensqualitäts-Paradigma statt Heilungsparadigma“. Gerade weil es uns immer mehr möglich wurde, unser Leben nicht nach dem Heilungs-, sondern nach dem Lebensqualitäts-Paradigma auszurichten, gilt die Überschrift über diesem Kapitel.

1. Der Tod als Lehrmeister

Durch eine Krebserkrankung gleich welcher Art und Schwere fühlen sich Betroffene und Angehörige unmittelbar vom Tod bedroht. Das ist - medizinisch gesehen - oft unangemessen und übertrieben. Oft wird es auch nicht offenbar, weil man darüber schweigt und es verdrängt, um die eigene Angst zu bändigen oder den Erkrankten nicht zu verunsichern. Aber der Gedanke an den Tod ist eine schier unvermeidliche Assoziation. Die Diagnose Krebs konfrontiert mit dem Tod.

Dabei ist das, genau genommen, gar nichts so Außergewöhnliches. Unser Leben, so wie es täglich abläuft, ist unglaublich zerbrechlich. Jedes tödliche Unglück, jeder Auto-Unfall erinnert uns daran, wie wenig es braucht, um es schwer zu verletzen oder zu zerstören. Wenn man es realistisch betrachtet, sind wir - zumal in unserer Zeit - ständig gefährdet und bewegen uns auf einem schmalen Grad zwischen Leben und Tod. Insofern konfrontiert uns eine Krebserkrankung keineswegs mit einer Neuigkeit. Nur machen wir uns das im Alltag nicht bewusst. Aber wenn wir diese Krankheit bekommen, wird es unvermeidlich, dieser Tatsache ins Auge zu sehen.

Wenn wir mit dem Tod konfrontiert sind - womit sind wir in diesem Moment konfrontiert? Der Tod markiert in unserem Erleben die Grenze. Er zeigt die Begrenztheit des Lebens. Und damit konfrontiert er uns unweigerlich mit dem Thema des „ungelebten Lebens“. Habe ich wirklich gelebt? Oder bin ich am Leben bisher vorbeigegangen? Was wollte leben, und ich habe es nicht zugelassen, mich nicht getraut, es vermieden? Der Tod konfrontiert uns mit den Lebensträumen, die wir bisher nur geträumt, aber nicht verwirklicht haben.

Das kann sehr schmerzhaft sein. Denn es können Lebensträume sein, die wir tatsächlich nicht mehr verwirklichen können – krankheitsbedingt oder aber auch deshalb, weil es die Lebensphase und unser Alter nicht mehr ermöglichen. So war es bei uns mit der Kinderfrage. Die Krankheit machte den Traum Margaretes zunichte, dass wir einem Kind das Leben weitergeben könnten. Sie machte sie unfruchtbar. Das war und blieb lange Zeit schmerzlich. Auch ein Kind zu adoptieren, schien uns beiden angesichts dieser Erkrankung nicht mehr verantwortbar. Das zwang sie in einer bisher unentschiedenen Frage zu einem schmerzlichen Verzicht. Allerdings hatte dies auch eine andere Seite. Sobald sie zu dem auferlegten Schicksal bewusst Ja gesagt hatte, wurde ihr eine neue Einstellung möglich: Das Leben ausdrücklich als kinderloses Paar zu genießen, mit all seinen Vorteilen, die das auch hat! Und: Ein Leben mit Kindern zu leben, wie es auch einer Kinderlosen möglich ist: als Patentante und ältere Freundin! Margarete begann die Patenschaft zu ihren Nichten wieder zu aktivieren und sie übernahm neue Patenschaften für Kinder von Freunden. Die Kinder liebten sie innig, und sie konnte Teile des Mutter-Seins leben ohne dessen Belastungen! Sie hat darüber immer wieder voller Dankbarkeit gesprochen. So ähnlich ging es uns in vielen Lebensbereichen. Die Einschränkungen durch den Krebs führten uns dazu, die Themen des ungelebten Lebens ernsthaft zu unseren Themen zu machen und dieses Leben auszuschöpfen, wo und wie es nur ging. Und ich glaube sagen zu können: Wir haben uns damit tatsächlich viele Dimensionen erschlossen, in die wir sonst wahrscheinlich nicht vorgedrungen wären.

2. Kreativität

Margarete stammte aus einer westfälischen Bauernfamilie. Es war eine selbstbewusste Familie, die auf die Städter und auf städtisches Gehabe eher verächtlich herunterblickte. Fleiß und Arbeit standen sehr hoch im Kurs. Die Frauen stellten sich selbstverständlich in die zweite Reihe hinter die Männer, sie dienten ihnen und der ganzen Familie. Aus dieser Tradition kommend war Margarete eine tüchtige, leistungsfähige Frau mit der Tendenz, sich einerseits zu überfordern, andererseits sich zurückzustellen und die Seiten ihrer Weiblichkeit, die nichts mit Dienst und Fürsorge zu tun hatten, eher zu verbergen. Selbstdarstellung da, wo sie nicht mit Arbeit gekoppelt war, zum Beispiel im Tanz, in der Bewegung, überhaupt im künstlerischen, kreativen Tun, im Musizieren, Singen und dergleichen: Das war in ihrer inneren Welt als „nutzloses städtisches Zeug" abgestempelt. Auf der anderen Seite drängte Margaretes kraftvolle Vitalität geradezu danach, sich auszudrücken. Bewegung machte ihr Spaß, Körperausdruck, Rhythmus, Musik, Tanz und jede Art von Gestaltung faszinierten sie sehr.

Die Krankheit war für sie wie eine Erlaubnis, ihre inneren Verbote zugunsten solcher Tätigkeiten loszulassen. Sie fing an, Kurse in therapeutischem Maskenspiel mit selbst verfertigten Masken zu besuchen und in der Folge auch zu geben. Sie lernte und übte, Aquarelle zu malen und mit Ton plastisch zu arbeiten. Auch durch Kurse in Ausdruckstanz und Feldenkrais machte sie ganz neue Erfahrungen mit sich und ihren körperlichen Möglichkeiten.

Sehr befriedigend erlebte sie es auch, mit ihrer Stimme neue Erfahrungen zu machen. Zu unseren Freundinnen zählte eine Sängerin und Gesangspädagogin, die uns regelmäßig besuchte und Margarete – und in der Folge auch mir! – Gesangsstunden gab. Eine Gesangsausbildung zu machen, war für mich ein Traum von Jugend an. Aber ich traute mich schlicht nicht. Es war wohl auch von meinem Familienmilieu eine zu weit entfernte Vorstellung, die mit Scham und Schüchternheit belegt war. Solche Rücksichten hemmten mich und hemmten uns jetzt nicht mehr. Wir fingen an zu singen, sangen mit der Zeit auch Kunstlieder und Opernarien – und genossen es. Wir erlebten – mit unseren sicher begrenzten Möglichkeiten – die Faszination des musikalischen Ausdrucks durch die eigenen Stimme. Ich rechne es heute unserer Freundin noch hoch an, dass sie nie „künstlerische Maßstäbe“ anlegte und unsere Leistung nicht an irgendwelchen professionellen Standards maß. Ich erlebe einen solchen Leistungsanspruch, wo ich ihm begegne, seither als ungemein destruktiv. Er zerstört oft die Freude am kreativen Tun und hindert so viele Menschen daran, ihren eigenen Weg mit Musik und künstlerischem Ausdruck zu finden.

In der Rückschau kann ich sagen: All das hat unser Leben reicher, bunter und tiefer gemacht. Ich habe mich zwar in viele Bereiche nicht mit hineinnehmen lassen, und es hätte mir sicher gut getan, meine eigenen Hemmschwellen hier noch ein Stück mehr zu überwinden. Aber mindestens beim Singen erfuhr und erfahre ich es nach wie vor am eigenen Leibe und durch Margaretes wachsender Lebendigkeit profitierte ich ebenfalls davon: Im Selbstausdruck durch kreative Medien liegt ein immenses Gesundheits-Potential, wenn man Gesundheit in einem umfassenden Sinn versteht. Das wird durch den professionellen Kunst-Betrieb mit seinem Konkurrenzkampf und seinen unerreichbaren Normen einerseits und andererseits durch die Etikettierung mit „Therapie für Kranke“ (Kunst-Therapie, Musik-Therapie, Gestaltungs-Therapie ...) leider viel zu wenig sichtbar und damit für viele Menschen unzugänglich, denen es unendlich gut täte, sich in dieser Weise künstlerisch zu betätigen.

3. Produktivität

Zum Thema Selbstausdruck und Kreativität gehört auch, dass wir uns nochmals - ein zweites Mal - an einen eigenen Hausbau wagten. Wir hatten schon ein eigenes Haus, eine Doppelhaus-Hälfte. In diesem Haus war Margarete zum ersten Mal erkrankt. Wie schon erwähnt gab es, was diese Krankheit anging, danach eine achtjährige Pause. In dieser Zeit fasste ich beruflich noch mehr Fuß, begann zu schreiben und wurde jetzt mindestens ebenso erfolgreich wie meine Frau. Das ermutigte mich, mich ebenfalls beruflich voll selbständig zu machen und von der Beratungsstelle, die ich seit 1979 leitete, Abschied zu nehmen. Durch die beiderseitige Selbständigkeit aber wurde uns das Haus zu eng.

Eigentlich wollten wir nicht mehr bauen. Wir hatten, gerade auch wegen Margaretes Erkrankung, Angst, uns und sie nochmals diesem Stress auszusetzen. Wir fanden jedoch nichts Geeignetes. Alle Lösungen wären Kompromisslösungen gewesen. So rangen wir uns allmählich doch zu dem Entschluss durch. Es war offensichtlich keine vorsichtige Entscheidung. Man kann auch sagen, sie war wagemutig bis hoch riskant. Wir wussten, dass Margretes Krebs nicht einfach überwunden war. Dafür hatte es in der ganzen Zeit immer wieder Anzeichen gegeben. Wir meinten auch, dass wir es finanziell nur gemeinsam schaffen würden. Margarete würde also voll mitverdienen müssen. Und: Wir kannten alle Theorien, die zwischen Krebs und hoher Stressbelastung Verbindungen herstellen.

Das alles wussten wir – und fällten dennoch die Entscheidung, nochmals zu bauen. Die Möglichkeit, ein solches Haus nach unseren Vorstellungen und Bedürfnissen zu planen, faszinierte vor allem Margarete immer mehr: Ein Wohnhaus, in dessen Mittelpunkt das Feuer – im Grundofen und (wie in ihrer westfälischen Heimat) im offenen Kamin – eine Heimstatt haben sollte, und eine angebaute Praxis, die allen Bedürfnissen eines Therapie- und Fortbildungsbetriebes, die wir aus unsrer jahrelangen Praxis genau kannten, entsprach. Margarete malte auf einen Zettel eine Spirale, die sich aus dem Mittelpunkt nach außen entrollte: Das war ihre Grundidee für das Haus. Der Chef der Baufirma war ratlos, aber zum Glück hatte er einen Architekten, der – obwohl im Blick auf unsere Profession ein völliger Laie – intuitiv die Intentionen Margaretes erstaunlich gut erfasste und sie in nüchterne Baupläne umsetzte.

Wir bauten also ein neues Haus, obwohl wir sehr genau wussten, wie „unvernünftig" das angesichts der ungewissen Situation war. Und es wurde ein noch viel größerer Stress, als wir es je gedacht hatten. Denn von dem Zeitpunkt ab, da wir die Baugenehmigung erhalten hatten, ging so ziemlich alles schief, was schief gehen konnte. Unsere Baufirma ging pleite, der Architekt, dem wir die Bauleitung übertrugen, konnte mit den Handwerkern nicht umgehen. Der Wunsch Margaretes nach baubiologischen Materialen und Bauweisen stieß trotz gegenteiliger verbaler Beteuerungen auf schier unüberwindliche Widerstände bei Firmen und Handwerkern. Der Höhepunkt war erreicht, als wir im Rohbau wegen eines unvorhergesehenen Kälteeinbruchs einen Rohrbruch hatten, der eine wochenlange Austrocknungsphase am Bau erforderte mit all den Querelen darüber, wer nun dafür verantwortlich war und bezahlen musste. Wir pendelten zwischen Gutgläubigkeit und totalem Misstrauen hin und her, und Margarete hatte bei all dem eindeutig die Hauptlast zu tragen, denn ich hatte mich – aufgrund auch finanzieller Sorgen – mit Arbeit reichlich eingedeckt und war zeitlich viel weniger verfügbar.

Dem Heilungsparadigma entsprechend müsste man sagen: Das war äußerst gefährlich. Und wie zur Bestätigung trat das Befürchtete auch tatsächlich ein: Ein Jahr nach unserem Einzug ins neue Haus wurde eine neue Chemotherapie unumgänglich, weil die Lymphknotenkonglomerate in ihrem Bauch Kindskopfgröße erreicht hatten und andere Organe schmerzhaft zu beeinträchtigen begannen. Dem Gesundheits- oder Lebensqualitäts-Paradigma nach sieht die Sache jedoch für mich ganz anders aus.

Margarete hat sich mit diesem Haus einen Traum verwirklicht. Es war der ideale Rahmen für unser Leben und unsere Arbeit. Wir genossen es, die Menschen, die zur Fortbildung und Therapie hierher kamen, zu Gast zu haben und zu erleben, wie wohl sie sich hier fühlten. Wir freuten uns über den Blick aus den Fenstern nach vorne in die Weite des „Gäus" und nach der anderen Seite in die Hänge des Schönbuch, die unser Haus von hinten „behüteten". Die Baumaterialien, die wir verwendet hatten, befreiten Margarete von jeder Sorge, hier könnte noch etwas einen destruktiven Einfluss auf unsere Gesundheit haben, und sie war auch überzeugt, dass das gute Wohngefühl, das wir erlebten, mit der Ausstrahlung dieser Materialien zusammenhing. Immerhin haben wir noch fast zehn Jahre gemeinsam in diesem schönen Haus gelebt und gearbeitet.

Mir war das alles bewusst. Dennoch quälte ich mich nach ihrem Tod manchmal mit dem Gedanken: War das nicht alles viel zu viel für sie? Hat sie sich womöglich damit ihr erstes Rezidiv eingehandelt, dem die übrigen in immer kürzeren Abständen folgten? Habe ich sie vielleicht zuwenig unterstützt, ihr viel zu viel überlassen? Damals las ich in einer Zeitschrift einen Auszug aus dem neuesten Buch von Herrad Schenk, „Das Glück, das Haus und der Tod"[2]. Hier schilderte die Autorin, wie sie und ihr Mann sich mit der Renovierung eines alten badischen Hofes einen lang gehegten Traum erfüllten und wie ihr Mann kurz nach dem Einzug an Herzversagen starb. Gerade als ich mir dieses Buch anschaffen wollte, fand ich es in einem Umschlag in meinem Briefkasten mit einer persönlichen Widmung der Autorin. Eine gemeinsame Freundin hatte ihr von mir erzählt. Ich las dieses Buch mit großer Bewegung, und daran wurde mir vollends klar: Es war genau das Richtige, was wir getan haben. Genau so muss man es machen! Man darf sich durch die Krankheit nicht „vorsichtig" machen lassen, man darf nicht zurückschrecken aus Angst, man muss das Leben ergreifen, trotz allem ...

Damals stand mir auch mit einemmal wieder im Gedächtnis, was ich einige Tage vor Margaretes Tod im Krankenhaus erlebt hatte. Da kam das Gespräch mit der behandelnden Oberärztin auf unser Haus. Margarete schilderte ihr – vom Dachboden angefangen bis zum Keller – jeden einzelnen Raum und auch noch den Garten in allen Einzelheiten, und sie betonte immer wieder, wie wohl sie sich in diesem Haus gefühlt hatte. Und am Schluss meinte sie: „Eigentlich wollte ich ja in diesem Haus sterben. Aber jetzt bin ich ganz zufrieden. Ich habe jetzt nochmals erlebt, wie wohl ich mich hier gefühlt habe. Und ich habe jetzt Abschied davon nehmen können ..."

Seit ich das erlebt habe, ermutige ich betroffene Paare ganz entschieden, nicht „vorsichtig" zu sein, sondern ihre Pläne anzupacken und erschienen sie angesichts der Situation noch so gewagt. Zum Beispiel hatte ich bis vor kurzem ein Paar in Beratung, das schon lange hin und her überlegte zu bauen, statt weiter in einer Mietwohnung zu leben. Aber immer gab es Gründe, die sie an einem Entschluss hinderten. Dann war der Mann an Krebs erkrankt. In der Beratungsstunde äußerten sie recht resignativ, dass dieses Thema ja nun wohl – jedenfalls bis auf Weiteres – erledigt wäre. Ich ließ das so nicht einfach durchgehen und hakte nach. Während der Mann seine von großer Angst begleiteten Kontrolluntersuchungen absolvierte, die jedoch immer wieder ganz gute Ergebnisse erbrachten, gingen sie daran, die Sache ernsthaft voranzutreiben. Dadurch, dass der Mann krankheitsbedingt aus seinem Beruf ausgeschieden war, ergab dies noch einen zusätzlichen Sinn: Die Planung und der Bau des Hauses füllten ihn ganz und gar aus. Das machte ihm großen Spaß, lenkte ihn von seiner Konzentration auf seine – wirklichen oder eingebildeten – Symptome ab und nützte auch dem Baufortschritt und der Bauqualität erheblich. Beide hatten das Gefühl: „Es wird genau das, was wir uns immer gewünscht haben" und dies sogar ohne den befürchteten Stress, weil eben einer der beiden sich ganz der Aufgabe widmen konnte. Wie es mit dem Mann ausgeht, ist zur Zeit noch offen. Aber hat es sich nicht schon allein durch die bisherigen Erfahrungen gelohnt, das Haus zu bauen, ganz gleichgültig, ob es ökonomisch und angesichts der möglicherweise beschränkten Zukunftsperspektive „vernünftig" war?

4. Kontakte

Ich erinnere mich heute manchmal wieder an die Krebserkrankung meines älteren Bruders Fritz in den Sechziger- bis Siebzigerjahren, in der Zeit, als ich noch im Studium war. Ich erfuhr davon wenig, und ich glaube, ich wollte auch nicht mehr davon wissen. Erst als mein Bruder in akuter Lebensgefahr – zum letzten Mal, wie sich herausstellen sollte – ins Krankenhaus eingeliefert wurde, wurde mir etwas vom Ernst der Lage bewusst. Und ich schäme mich noch heute, dass ich mich damals nicht sofort in den Zug gesetzt habe, um ihn aufzusuchen. Ein beruflich für mich damals bedeutsames Seminar war mir wichtiger. Ich sah ihn nicht mehr, und seine Angehörigen sah ich zum ersten Mal seit seiner Erkrankung erst bei seinem Begräbnis wieder. Durch die Art und Weise, wie die Krankheit tabuisiert wurde und durch meine eigene Scheu, genauer nachzufragen, realisierte ich ihre Bedeutsamkeit und Bedrohlichkeit nicht.

Mein Bruder hat sich durch diese Art der Tabuisierung, die damals freilich allgemein üblich war, wohl sehr allein gefühlt und hat sich um viel Beistand gebracht, der ihm sicher gut getan hätte. Margarete verfuhr ganz anders. Von Anfang an machte sie kein Geheimnis aus der Erkrankung. Auch auf die Gefahr hin, dass es sich herumsprach und ihr Klienten kostete, redeten wir allen vertrauteren Personen gegenüber offen von dem, was uns getroffen hatte. Und dies wirkte sich ausschließlich gut aus. Es gehört zu den schönsten Erfahrungen in der Zeit der Krankheit, wie viele Menschen uns liebevoll umgaben und begleiteten. Offenbar sind sehr viel mehr Menschen bereit, dies zu tun, als man als unmittelbar Betroffener anzunehmen geneigt ist.

Wenn man als Paar von einem so schweren Schicksalsschlag betroffen ist, kann es sein, dass das auch bei bestem Willen die Beziehung überfordert. Ich habe darüber im vorherigen Kapitel ausführlich gesprochen. Wir lernten, wie gut es tut, über die enge Zweisamkeit hinaus mit anderen darüber zu reden, uns auszutauschen und auch, uns zu konfrontieren. Hier bestätigte sich auf eine sehr persönliche Weise, was ich schon immer vertreten habe[3]: dass die Paarbeziehung als Nahrung Freundschaften nach außen braucht.

Wir redeten also viel mit anderen, die zum Teil erst dadurch zu engeren Freunden wurden. Margarete ging aber noch einen Schritt weiter. Nach der Ersterkrankung und während des ersten Rezidivs hatte sie sich – durchaus auch aus Enttäuschung über meine Probleme mit der fürsorglichen Rolle und aus einer gewissen Trotzhaltung heraus – neu orientiert. Sie entschloss sich, ihre Erwartungen an mich zurückzunehmen. Dadurch fühlte ich mich zunächst ausgeschlossen, aber es entwickelte sich im weiteren Verlauf daraus etwas sehr Positives. Margarete nahm mehr und mehr ihre Freundinnen auch ganz konkret in Anspruch. Und sie waren bereit, ihr viel zu geben, fachlich und menschlich. Auf Grund ihrer Profession hatte sie Kontakte zu Frauen, die über vielfältige hilfreiche Fähigkeiten verfügten. Eine Freundin sang mit ihr, wie schon erwähnt, eine andere übte mit ihr Feldenkrais, eine dritte Joga und behandelte sie mit Alexander-Technik, eine vierte führte sie in einige Techniken des tibetischen Buddhismus ein und erschloss ihr die Welt der tibetischen Tara, eines weiblichen „Boddhisatwa", also einer „Erleuchteten", die den erlösten Endzustand erreicht hat, die in manchen Aspekten im tibetischen Buddhismus eine ähnliche Rolle spielt wie im Katholizismus Maria, die Mutter Gottes. Unsere Nachbarn waren immer für uns da, wenn wir sie brauchten. Frauen und Männer kamen und meditierten mit uns gemeinsam, und man könnte noch vieles andere hier aufzählen. So viele Menschen waren bereit, ihr von dem mitzuteilen, was sie zu geben hatten, und dies war für Margarete, die ja mit dem Nehmen so ihre Probleme hatte, eine sehr tiefe verwandelnde Erfahrung. Es verlangte ihr viel Demut ab, aber es schenkte ihr auch einen großen Reichtum. Ein warmer Ring von weiblich-mütterlich-freundschaftlicher Liebe schloss sich um sie, und das hat ihr sehr gut getan, und nicht nur ihr, sondern auch mir, der ich aus diesem warmen Strom auch immer etwas abbekam.

Wie ich im Abschnitt über Geben und Nehmen schon erwähnte, führte das auch dazu, dass sich Margarete manchmal von diesen Freundinnen oder von ihren Geschwistern versorgen ließ, wenn sie ins Krankenhaus musste. Zweimal hatte es sich so ergeben, dass ich keine anderen Urlaubsmöglichkeiten hatte als zu diesen Zeiten. Ihr war es wichtig, dass ich mich auch erholen konnte, und so war es sogar ihr Wunsch, mit meinen Töchtern oder mit Freunden Urlaub zu machen und mich zu erholen, während sie im Krankenhaus eine Behandlungsphase durchmachte.

Ich erlebte es auch für mich als immer wichtiger, über eigene freundschaftliche Kontakte zu verfügen, die mich nährten und aus denen ich mir etwas holen konnte. Die Gefahr der Überforderung für den begleitenden Partner ist hier sehr groß, und es ist heilsam, sich die eigenen Grenzen einzugestehen, die man nicht ungestraft überschreiten darf. Das heroische „Nur für den anderen Dasein" übersteigt unser menschliches Maß, und es ist besser, sich demütig einzugestehen, dass man auch als Begleitperson Regeneration und Stärkung braucht, auch wenn man körperlich der Gesunde ist. Der Kranke kann hier allerdings sehr hilfreich sein, indem er von sich aus den Partner entlastet und andere Pflege- und Begleitpersonen akzeptiert. Das setzt allerdings voraus, dass er sich um so persönliche Kontakte kümmert, die solche Fürsorge dann auch ermöglichen.

In dieser Zeit lernten wir auch das offene Wort von Freunden sehr schätzen. Dadurch dass wir über uns und unsere Lage mit ihnen redeten, wurde es immer leichter möglich, mit uns, wenn nötig, „ein ernstes Wort zu reden". Dem verdankt unsere Beziehung sehr viel. Besonders eine Freundin merkte zur Zeit des ersten Rezidivs sehr bald , dass wir durch die gemeinsame Enttäuschung, die die Notwendigkeit der zweiten Behandlung mit sich brachte und durch meine Schwierigkeiten, mich wirklich darauf einzulassen, in eine schwere Beziehungskrise zu geraten drohten, die wir uns aber nicht wirklich eingestanden. Eines Tages konfrontierte sie uns deshalb in aller Offenheit mit der Gefahr, in die wir zu schlittern begannen. Solche Offenheit kann sehr heilsam sein. Bei uns bewirkte sie, dass wir Paartherapeuten uns eingestanden, selber Paartherapie zu brauchen. Das fiel uns gar nicht leicht, es beschämte uns. Wir haben den Schritt trotzdem getan. Was er uns gebracht hat, darüber habe ich immer wieder berichtet.

In dem Freundeskreis, der in diesen Jahren entstand, fühle ich mich heute noch eingebettet und aufgehoben, was für mich vor allem in der Zeit unmittelbar nach dem Tod meiner Frau von unschätzbarem Wert war. Es ist mir deshalb ein Bedürfnis, alle betroffenen Paare zu ermutigen, sich um freundschaftliche Beziehungen zu kümmern. Denn diese entstehen nicht von allein. Man muss etwas dafür tun, dann bekommt man auch sehr viel zurück. Dabei haben wir immer wieder festgestellt: Wenn man hilfsbedürftig ist, heißt das nicht, dass man deshalb mit leeren Händen da stehen und nur etwas entgegennehmen könnte. In der eigenen Offenheit, in dem Vertrauen, das man entgegenbringt und in den Erfahrungen, die man mitteilt, erleben die anderen, die „Helfer", dass sie auch sehr viel bekommen. Unsere Freunde kamen nicht nur deshalb, weil sie Margarete und mir etwas geben wollten. Sie kamen auch deshalb, weil sie das, was sie von uns bekamen, sehr schätzten und sich dadurch bereichert fühlten. Vor allem die Kontakte zu Margarete bedeuteten vielen Menschen sehr viel - und auch das hat mich gelehrt, dass Krankheit nicht nur ein defizitärer Zustand ist, wenn man ihn so nimmt, wie Margarete es immer mehr lernte, ihn zu nehmen.

5. Lebensintensität

Wir waren harte Arbeiter. Von Margaretes Hintergrund diesbezüglich habe ich bereits gesprochen. Mein inneres Modell war vor allem durch das Bild meines Vaters geprägt, für den Gewissenhaftigkeit und Fleiß Lebensinhalt und Müßiggang aller Laster Anfang war. Außerdem war ich aufgrund meines Berufswechsels aus der Kirche in die Welt der Psychotherapie lange Zeit sehr unsicher und kämpfte - psychisch gesehen - immer noch ums Überleben, auch noch in einer Zeit, in der es - objektiv betrachtet - nicht mehr nötig war. Das führte dazu, dass wir beide unser Leben mit Arbeit ausfüllten, wozu unser Beruf auch noch Vorschub leistete, weil eine der Hauptarbeitszeiten für Seminare die Wochenenden waren. Wenn man als eine wichtige Polarität im Leben von Paaren den oben genannten noch diejenige von Lust und Pflicht hinzufügt, dann saßen wir beide eindeutig am Pol der Pflicht fest, obwohl wir durchaus auch eine große Sehnsucht nach Freude, Spiel und Genuss hatten.

Die Krankheit konfrontierte uns hier sehr klar mit der Frage: Wollen wir wirklich unser Leben so haben? Wir konnten genießen, das wussten wir, wir nahmen uns nur zu wenig Zeit dazu. Das änderten wir jetzt - obwohl es nicht leicht war und nicht leicht blieb. Immer wieder mussten wir uns hier wechselseitig korrigieren. Aber wir haben doch einiges geändert. Das fing damit an, dass wir bei unseren künftigen Jahresplänen als erstes die Zeiten für die geplanten Urlaube eintrugen. Wir leisteten uns ab da zusätzlich zum – mindestens auf drei Wochen aufgestockten – Sommerurlaub jetzt auch zwei Wochen Urlaub im Winter, den wir, die wir erst vor kurzer Zeit das Langlaufen entdeckten hatten, sehr genossen. Wir leisteten uns außerdem Urlaube an teureren Orten und in kostspieligeren Hotels. Wir leisteten uns eine Bahncard erster Klasse, um bequemer zu reisen, und schränkten die Fahrten mit dem Auto ein. Wir erstanden bequemere Räder und benutzten das Taxi öfter und dergleichen mehr. Sich Lebensgenuss und Bequemlichkeit zu erlauben, das war uns beiden nicht in die Wiege gelegt worden. Aber wir gingen daran, und es hat uns gut getan. Wir spürten, wenn wir manchmal Rückschau auf unser bisheriges Leben hielten, wie hart wir oft mit uns selber umgegangen waren. Seit wir uns liebevoller um uns selber kümmerten, begannen wir, auch miteinander liebevoller umzugehen. Denn Härte gegen sich selbst führt immer auch zur Härte gegen die, die einem besonders nahestehen.

Das Thema „wirklich leben" hatte für uns aber noch eine ganz andere Seite, die nichts mit äußeren Erleichterungen zu tun hatte, das war das Thema der Lebens-Intensität. Ich stelle immer wieder fest, dass viele Menschen, gerade auch die erfolgreichen, durch das Leben jagen und sich nicht mehr erlauben, es auch zu spüren. Dazu muss man nämlich innehalten. „Nicht das Wissen sättigt die Seele, sondern das Verspüren und Verkosten der Dinge", sagt Ignatius von Loyola in seinen „Geistlichen Übungen"[4]. Und Andreas Gryphius dichtete:

„Mein sind die Jahre nicht, die mir die Zeit genommen.
Mein sind die Jahre nicht, die etwa mögen kommen.
Der Augenblick ist mein, und nehm ich den in Acht,
so ist der mein, der Jahr und Ewigkeit gemacht."[5]

„Der Augenblick ist mein" – „Das Verspüren und Verkosten der Dinge": Dies macht auf eine Möglichkeit zu leben aufmerksam, die wir im Tempo und in der Hetze des heutigen Alltags immer wieder aus den Augen verlieren. Auch hier war der durch den Krebs in unser Leben getretene Tod unser Lehrmeister: Dieses Leben wurde immer weniger selbstverständlich. Die Rosen in unserem Garten, die Vögel verschiedenster Art, die ihn bevölkerten, die Tomaten, die an der Staude rot wurden und die ersten Äpfel an unserem noch nicht lange gepflanzten Apfelbaum; die Kirschblüte im Frühling und die bunten Blätter im Herbst: Das alles wurde uns wichtig. Manchmal erlebten wir es wie ein Geschenk. Ich erinnere mich – gerade auch in den letzten Monaten ihres Lebens – an „ganz gewöhnliche" Spaziergänge und kleine Wanderungen, auf denen wir bei solch einfachen Dingen verweilten oder am Albtrauf saßen und in die untergehende Sonne blickten und erlebten, dass alles einfach und in Ordnung war. Alles, trotz allem.

6. Spiritualität

Die Krankheit war für Margarete und mich schließlich auch noch eine religiös-spirituelle Herausforderung. Die Religion war für uns nichts Selbstverständliches – obwohl wir beide aus katholischem Hause stammten und ich darüber hinaus noch Theologie studiert hatte. Denn wir hatten in dieser Hinsicht unsere sehr eigenen Erfahrungen. Ich war mit 18 Jahren unmittelbar nach meinem Abitur in Österreich in den Jesuitenorden eingetreten. Ihm gehörte ich zehn Jahre lang an und entschloss mich nach einem sehr schwierigen inneren Prozess, im Jahre 1968 auszutreten. Dennoch vollendete ich mein Theologiestudium und wurde als „Laientheologe" an der Universität und in der kirchlichen Erwachsenenbildung berufstätig.

Aufgrund meiner – im Studium eingeübten – kritischen Einstellung entfernte ich mich aber immer mehr von der üblichen religiösen Praxis und von der konkreten Kirche, so wie sie mir begegnete. Margarete ihrerseits hatte sich über ihr Studium der Pädagogik und ihre Gestalt-Therapie-Ausbildung weit vom westfälischen Katholizismus ihrer Kindheit entfernt. Mit der religiösen Sozialisation in ihrer Familie konnte sie nichts mehr anfangen. Zum Zeitpunkt, als ich in die therapeutische Arbeit wechselte, übten wir beide schon längere Zeit keine eigene religiöse Praxis mehr aus. Wenn wir versuchten, wieder Anschluss an ein kirchliches Leben zu finden, indem wir beispielsweise zu Ostern an der Liturgie teilnahmen, endete das mit Frustration. Was wir in den Gottesdiensten erlebten, war für uns und unser Lebensgefühl kaum mehr auszuhalten.

Was ich im Folgenden berichten werde, ist auf diesem sehr subjektiven Hintergrund zu verstehen, und ich möchte damit keineswegs sagen, es müsste bei allen Betroffenen so sein und so sollten es alle machen. Ich vermute allerdings, dass sich in den letzten Jahren bei vielen aus religiöser Tradition kommenden Menschen ähnliche Entwicklungen vollzogen haben. Darum scheint es mir von Bedeutung zu sein, unseren Weg mitzuteilen. Trotz unserer „kirchlichen Abständigkeit" war eine vage religiöse Sehnsucht in uns beiden lebendig geblieben. Sie wurde aber zunächst nicht aktualisiert. Als Margarete erkrankte, änderte sich das. Plötzlich spürten wir das Fehlen einer eigenen religiösen Praxis als einen schmerzlichen Mangel. Durch eine von unseren Freundinnen, lernten wir in dieser Zeit die gegenstandslose Meditation, wie sie im Zen und in der christlichen Kontemplation geübt wird, kennen. Margarete besuchte einen Einführungskurs im Meditationszentrum von Silvia und Albrecht Ostertag im Allgäu, und was sie davon erzählte, faszinierte mich sogleich. Irgendwie hatte ich das

Gefühl: Das ist die religiöse Praxis, die zu meinen theoretischen Überzeugungen und zu meiner Lebenssituation passt. Damit könnte ich mich vielleicht wieder identifizieren. Mit dem „Stillen Sitzen“, in das ich mich ebenfalls einführen ließ, hatte ich zwar meine liebe Mühe - und habe sie zeitweise immer noch. Dennoch widerlegte das meine erste Ahnung nicht. Ich hatte das und wir hatten das gefunden, was wir suchten. Von da ab begannen wir diese Meditationsart zu praktizieren und wurden Schüler des Benediktinerpaters und Zenmeisters Willigis Jäger[6] und waren von da an immer wieder in seinem Meditationszentrum in Würzburg zu Gast.

In allen traditionellen Religionen mit einem personalen Gottesbegriff wird der transzendente Bereich in Form einer Überhöhung des Irdischen gleichsam „an den Himmel“ projiziert. Denn sobald Gott als Person gedacht wird, wird er in Analogie zum Menschen begriffen. Die „letzte Wirklichkeit“ wird damit zu einem „Übervater“. Insofern trifft hier immer noch zu, was die Religionskritiker Feuerbach, Marx und Freud betont haben: Die psychischen und ökonomischen Überlebensbedürfnisse der Menschen werden in überhöhten Bildern einer besseren Welt untergebracht und damit illusionär befriedigt. Die östliche Spiritualität und die mystischen Wege des Westens negieren in ihrer Praxis der gegenstandslosen Meditation diese „höhere Welt“ der Projektionen und Illusionen radikal. Hier wird die Begegnung mit der Transzendenz als mit der Nicht-Welt gesucht, und der Weg dazu ist das Leer-Werden von allem, was unserer Welt angehört und dem wir „anhaften“.

Dies besagt keine negative Einstellung zu unserer Welt. Ganz im Gegenteil. Alles, was auftaucht, jeder Augenblick kann das Tor zur Transzendenz werden. Darum wird alles mit Achtsamkeit zugelassen, freilich auch wieder losgelassen. Insofern hindert diese Spiritualität nicht, sondern fördert gerade das sehr, von dem im letzten Abschnitt die Rede war, die Intensität des Lebens im Augenblick. Das der gegenstandslosen Meditation zugrunde liegende Verständnis von Transzendenz war für uns ohne Widerspruch mit einer modernen Weltsicht und einem modernen Wirklichkeitsverständnis vereinbar - und es kam unserem Bedürfnis nach religiöser Praxis entgegen. Also begannen wir uns darin zu üben.

Gerade in Bezug auf die Krankheit war für Margarete die Meditation in diesem Sinn ein wichtiger Übungsweg: sorgfältig darauf zu achten und alles zu tun, was ihr Körper und sein Zustand jeweils brauchte, also auch Medikamente zu nehmen und schulmedizinische Maßnahmen zu ergreifen, wo es sich als nötig zeigte, aber zugleich alles so zu nehmen, wie es kam, es entgegenzunehmen, wie es war und nicht eine Haltung des „Kampfes gegen" einzunehmen, so als wäre der Krebs ein Feind, den man beseitigen muss. Eine Haltung des „Kampfes gegen" wurde ihr im Laufe der Zeit immer widerwärtiger, und es ging ihr immer mehr darum, einerseits und durchaus auch mit Hoffnung auf Heilung zwar alles zu tun, was ihrem Gesamtzustand zuträglich erschien, und andererseits in dem Bewusstsein, letztlich in dieser anderen Dimension der Transzendenz „aufgehoben" zu sein, alles immer wieder anzunehmen, was dann trotzdem oder abgesehen davon geschah und sich entwickelte: Das war ihre tägliche Übung in der Meditation.

Wir öffneten auch unser Haus dieser Praxis und luden jeweils am Mittwoch abends dazu ein, mit uns zusammen in unserem Gruppenraum zu meditieren. Über mehrere Jahre hin traf sich auf diese Weise eine Gruppe von sechs bis zehn Frauen und Männern zur Meditation. Als Margaretes Gesundheitszustand schlechter wurde, kamen wir auf den Gedanken, zu unserer

Unterstützung eine Art „virtuellen“ Meditationskreis zu bilden. Wir luden Freunde, die für diese Praxis offen waren, ein, jeden Tag, wo immer sie gerade waren, eine stille Zeit einzuhalten, während derer sie sich mit einem Text befassen sollten, den wir in Anlehnung an einen Text aus einem Buch von Jack Kornfield[7] formuliert hatten. Der Text lautete:

Mögen wir mit Herzenswärme erfüllt sein
Mögen wir uns friedvoll und gelassen fühlen
Mögen wir offen sein für das, was uns auf dem Weg begegnet
Möge uns die Kraft zum Mitgehen zuteil werden
Mögen wir uns dabei von unseren Herzen leiten lassen
Möge die Kraft des Lichtes heilsam in uns wirken.

Man konnte diesen Text für sich sprechen, in der Wir-Form oder auch in der „Ihr-Form“, je nachdem, was für den Einzelnen gerade dran war. Etwa dreißig Menschen haben uns auf diese Weise in den letzten Monaten begleitet. Zum Auftakt luden wir diesen Kreis zu einem Treffen in unsere Praxis ein und sprachen mit ihnen über unser Vorhaben. Nach dem Tod von Margarete lud ich diesen Kreis nochmals zum Austausch und zur gemeinsamen Meditation ein. Beides - vorher und nachher - war sehr tröstlich und stärkend und hat mir bewusst gemacht, wie hilfreich es ist, wenn freundschaftliche Hilfe auch die spirituelle Dimension miteinzubeziehen vermag, in einer Situation, in der einem alle äußeren und auch alle psychischen Hilfen Stück für Stück aus der Hand genommen werden.

Damit bin ich nun auch beim Thema „Rituale“ angelangt, über das ich in diesem Zusammenhang noch etwas sagen möchte. Wir hatten uns aus den beschriebenen Gründen recht weit von den traditionellen Ritualen unserer Religion entfernt. Das hatte zum Beispiel als wir heirateten dazu geführt, dass wir die

Trauung am Standesamt hauptsächlich ironisierten, dass wir keine Verwandten zu unserer Hochzeit einluden und dass wir aus der Ring-Übergabe einen spaßigen Event machten, um nur ja jede an unsere Herkunft erinnernde Situation zu vermeiden. Wir wussten damals nicht, was wir uns selbst damit angetan haben. Später, während der Zeit von Margaretes Krankheit, wurde uns das bewusst, und wir haben öfter darüber gesprochen, wie sehr wir damit unseren Entschluss zur Heirat entwertet und uns damit selber einer wichtigen Erfahrung beraubt hatten.

Im Zusammenhang mit der Krankheit lernten wir Rituale wieder wertschätzen. Die tägliche Meditation war schon allein durch ihren gleich bleibenden zeitlichen Rhythmus ein solches Ritual, die wöchentliche gemeinschaftliche Meditation war es ebenso, und die erwähnte Übung mit dem Text erst recht. Rituale schaffen durch ihre Wiederholung Berechenbarkeit und Sicherheit. Das wissen Eltern, von denen die Kindern jeden Abend den selben Ablauf verlangen, sehr genau. Aber das brauchten auch wir beide, je länger die Bedrohung währte und je mehr sie sich verschärfte, um so dringlicher. Rituale bringen außerdem eine andere Dimension ins Spiel. Sie symbolisieren jene andere, transzendente Wirklichkeit über uns hinaus, auf die zu beziehen wir ein tiefes Bedürfnis verspürten, vor allem als wir im späten Stadium der Erkrankung mehr und mehr mit unserer Ohnmacht konfrontiert waren.

Über die Meditation fanden wir also einen neuen Zugang zu Ritualen. Von daher bekamen auch die alten, die wir aus unserer Tradition kannten, wieder einen neuen Sinn und eine neue Vollziehbarkeit. Als wir unser neues Haus einweihten und als Margarete 50 Jahre alt wurde, war es ihr ein Bedürfnis, in unserem Gruppenraum meditativ gestaltete Gottesdienste zu feiern, und wir fanden dafür Formen, mit denen wir uns wohl fühlen konnten. In den hier verwendeten Gesängen, Texten und Vollzügen konnten unsere Seelen ausdrücken, wovon sie voll waren und wofür sie doch keinen Adressaten hatten: Dank, Bitte, Hoffnung, Sehnsucht ... Während ihres letzten Krankenhausaufenthalts verspürte sie zudem das Bedürfnis, sich von ihrem geistlichen Lehrer die Krankensalbung, eines von den im Katholizismus praktizierten sieben Sakramenten, geben zu lassen. Es war ein tröstlicher, stärkender Moment, als wir um ihr Bett standen, stille waren oder gemeinsam sangen, und Pater Willigis ihre Hände, ihre Stirn und Brust mit dem heiligen Öl salbte als Symbol der Stärkung für den Weg, den sie nun vor sich hatte. Schließlich war ich nach ihrem Tod im tiefsten Herzen dankbar dafür, dass wir diesen Zugang zum Ritual wiedergefunden hatten und es möglich war, auch ihr Begräbnis so auf eine tröstliche und stärkende Weise damit zu gestalten.

Für Partner, die wie wir dem kirchlichen Leben, so wie es sich konkret vollzieht, entfremdet sind, zeigt sich hier eine erhebliche Schwierigkeit. Auf der einen Seite spüren sie in einer so existenziellen Auseinandersetzung wie es die um eine Krebserkrankung ist, das Bedürfnis, sich auf eine umfassendere, transzendente Dimension zu beziehen. Auf der anderen Seite haben sie das Gefühl, sie müssten sich selbst und ihr Lebensgefühl verleugnen, wenn sie sich des vorhandenen kirchlichen Angebots bedienten. Dadurch entsteht häufig die Situation, dass vor dem Tod die transzendente Dimension im Kontakt der Partner miteinander ausgeblendet wird und man diesbezüglich stumm bleibt, nach dem Tod aber – beim Begräbnis – der hinterbliebene Partner irgendein „offizielles" Ritual ablaufen lässt, zu dem er keine lebendige Beziehung hat. Von daher schätze ich es als einen wirklichen Glücksfall ein, dass wir mit unserem Weg in die gegenstandslose Meditation Menschen und Ausdrucksmöglichkeiten fanden oder wiederfanden, die es uns erlaubten, die spirituelle Dimension mit einzubeziehen und unser Bedürfnis danach auf eine authentische Weise zum Ausdruck zu bringen.

Aus dieser Erfahrung möchte ich Paare, für die das Religiöse angesichts einer solchen Bedrohung ein Thema ist, das sie – wenn vielleicht auch nur in einer verborgenen Ecke ihres Herzens – bewegt, sehr ermutigen, es nicht zu verdrängen und nicht aus ihren Gesprächen zu verbannen, sondern es ausdrücklich zu thematisieren und miteinander Wege zu suchen, wie sie damit umgehen können. Dies sollte rechtzeitig geschehen und nicht erst zu einem Zeitpunkt, da der Tod unmittelbar vor Augen steht. Denn dann ist keine Möglichkeit mehr gegeben, miteinander etwas zu entwickeln und in einen Prozess miteinander einzutreten. Wir waren mit diesen Fragen und mit unserer Suche immerhin über zehn Jahre lang unterwegs, weil wir bald nach der Ersterkrankung von Margarete dieses Thema aufgegriffen haben. Für die meisten Paare dürfte es dabei gar nicht um die Frage gehen: „Gibt es diese religiöse Dimension oder das Göttliche oder Gott – oder gibt es das nicht?" Für die meisten dürfte es eine praktische Frage sein. Sie können mit der traditionellen religiösen Praxis von Gottesdienst und Gebet nichts mehr anfangen – so wie wir. Es ginge also darum, sich auf die Suche nach einer religiösen Praxis zu machen, die nicht als schambesetzt, peinlich, infantil oder überich-haft empfunden wird, sondern ihnen als heutige Menschen entspricht. Das muss ja keineswegs immer der spirituelle Weg der gegenstandslosen Meditation sein, allerdings meine ich, wäre es hilfreich, den einen oder anderen diesbezüglichen „Schnupperkurs" in einem christlich, buddhistisch oder sufistisch orientierten Meditationszentrum zu machen, um sich eine Orientierung zu verschaffen und ein eigenes Urteil zu bilden. Darüber hinaus sind möglicherweise die Programme christlicher Bildungshäuser wichtige Fundorte, denn hier „am kirchlichen Rand" sind häufig Initiativen und Gruppen angesiedelt, die sich auf einen eigenständigen und erfahrungsbezogenen Weg religiöser Praxis gemacht haben, der vielleicht einen eigenen neuen Anfang ermöglicht. Sich solchen Gruppen und Initiativen anzuschließen, kann für das Leben der Betroffenen, ganz gleich wie es mit der Krankheit ausgeht, eine wesentliche Bereicherung und Vertiefung des gemeinsamen Lebens werden.

Hinweise für ähnlich betroffene Paare

1. Der Tod als Lehrmeister: Mit welchen „Themen ungelebten Lebens" konfrontiert mich, konfrontiert dich der Tod, der mit dem Krebs in unser Leben eingetreten ist? Was haben wir bisher vermieden, uns nicht getraut zu leben? Was möchte ich, was möchtest du auf jeden Fall noch innerhalb dieser Lebensspanne verwirklichen, anfangen, aufhören?

2. Kreativität: In welchem Medium mich auszudrücken, habe ich mir immer schon oder seit . . . gewünscht? Warum bin ich es bisher nicht angegangen (Scham, Perfektionsansprüche, Zeit, Finanzen, innere „Verbote" . . .)? Was ist konkret zu tun, um „es" anzugehen?

3. Produktivität: Welche Pläne gibt es in meinem Leben, die ich bisher nicht verwirklicht habe? Welche Projekte sind immer wieder in meinen Fantasien und möchten angegangen werden? Hausbau? Kauf von . . .? Buch über . . . schreiben? Reisen nach . . .? – Lassen Sie sich die Verwirk-

lichung Ihrer Pläne nicht vom Krebs „verbieten"! Lassen Sie nicht zu, dass der Krebs zu Ihrem Lebensmittelpunkt wird! Leben Sie in den Bereichen, in denen der Krebs sie nicht unmittelbar beeinträchtigt, so, als gäbe es ihn nicht!

4. Kontakte:
Für den Erkrankten: Haben Sie Freunde/Freundinnen und Verwandte, von denen Sie Anteilnahme, Anerkennung, Fürsorge, Anregungen, Impulse bekommen? Gibt es darunter Menschen, mit denen Sie so vertraut sind, dass diese phasenweise auch Ihre Betreuung und Ihre Begleitung im Krankenhaus übernehmen können? Wen könnten Sie fragen? Was könnten Sie tun, um jetzt noch Kontakte und Beziehungen zu knüpfen und zu pflegen, die so etwas möglich machen?
Für den Partner des Erkrankten: Haben Sie Freunde/Freundinnen und Verwandte, die für Sie „emotionale Tankstellen" sein können, wenn Sie Erholung von der Betreuung Ihres kranken Partners brauchen? Erlauben Sie sich – oder verbieten Sie es sich zu fühlen, dass Sie das phasenweise wirklich brauchen?
Falls es niemanden dafür gibt: Was wäre zu tun, um Freundschaften und Beziehungen in der Weise aufzubauen und zu pflegen, dass so etwas möglich wird?

5. Lebens-Intensität:
- Was könnten Sie tun, um sich das Leben äußerlich zu erleichtern? Wo sind Sie unnötig hart zu sich? Was würde bedeuten: Ihren Körper gut behandeln? Unnötigen Energieverschleiß vermeiden? Für angemessene Bequemlichkeit sorgen? ...
- Was könnten Sie tun, um Ihr Lebenstempo zu verlangsamen im Sinn von „den Augenblick kosten"? Was könnten

Sie tun, um mehr zu lernen, „zu verweilen", „auszukosten", „im Hier und Jetzt" sein?

6. Spiritualität
- Gibt es bei Ihnen und bei Ihrem Partner eine religiöse Sehnsucht, die eventuell durch die Krankheit neu oder erstmals wach geworden ist? Wenn ja, wie gehen Sie damit um? Tabuisieren Sie das vor Ihrem Partner? Tauschen Sie sich miteinander darüber aus? – Bleiben Sie damit nicht allein, sonst machen Sie sich mit einem wesentlichen Thema einsam!
- Verfügen Sie über eine religiöse Praxis, die Ihrem Bedürfnis entspricht, diese Seite Ihres Wesens auszudrücken? Wenn nein: Es gibt heute sehr viele Gruppen, die am Rande oder außerhalb der verfassten Kirchen Wege praktizieren, die heutigen Menschen gangbar erscheinen. Bei weitem nicht alles, was hier „auf dem Markt" angeboten wird, ist esoterisch verschrobenes Zeug! Aber man muss sich auf die Suche machen, um das zu finden, was der eigenen Seele entspricht.
- Falls Sie das Bedürfnis nach Ritualen verspüren, die Ihnen helfen, die transzendente Dimension des Lebens zu erfahren oder auszudrücken: Haben Sie den Mut, eigene Wege zu beschreiten oder auch herkömmliche Rituale so umzugestalten, dass sie Ihrem Lebensgefühl entsprechen.

5. KAPITEL
ABSCHIED
DER TOD ALS ENDE UND NEUBEGINN

Zärtliche Nacht

Es kommt die Nacht
da liebst du

nicht was schön –
was hässlich ist.

Nicht was steigt –
was schon fallen muss.

Nicht wo du helfen kannst –
wo du hilflos bist.

Es ist eine zärtliche Nacht,
die Nacht da du liebst

was Liebe
nicht retten kann

Hilde Domin[1]

1. Zwischen Hoffen und Bangen

Margaretes beste Zeit seit Beginn der Krankheit waren wohl die Jahre 1994 und 1995, die Jahre nach der erfolgreichen Behandlung ihres zweiten Rezidivs. Wir glaubten damals allen Ernstes, sie hätte nun die Krankheit endgültig überwunden. Wir feierten ihren 50. Geburtstag als ein großes Fest. Der Gottesdienst, den sie sich gewünscht hatte, und der das Fest einleitete, war angefüllt mit Texten, Gesängen und Gebeten des Dankes und des Vertrauens, die wir dafür ausgewählt hatten. Aber wir hatten uns getäuscht. Im darauf folgenden Jahr 1996 machten ihr Atembeschwerden zu schaffen, die auf Pleuralergüsse zurückzuführen waren. Wir stellten keine Verbindung zwischen diesen rätselhaften Symptomen und der Grunderkrankung her, wir wehrten uns gegen die Realität, wir *wollten* offenbar eine solche Verbindung einfach nicht herstellen. Margarete versuchte alle möglichen Maßnahmen ohne Erfolg, bis wir schließlich doch bei dem zuletzt behandelnden Onkologen landeten, der nur einen flüchtigen Blick auf das Röntgenbild von Margrets Lunge und Bronchien warf, um lakonisch festzustellen: „Hier sieht man es doch ganz deutlich – das ist wieder der Krebs!" Zudem stellten sich um diese Zeit bedrohlich die Krebs-typischen Sekundärsymptome ein, die bisher noch nie feststellbar waren: Gewichtsabnahme und Nachtschweiß.

Unsere Niedergeschlagenheit wurde noch dadurch verstärkt, dass eines der bisher wirksamsten Chemotherapeutika aufgrund der in den Jahren vorher bereits erreichten Gesamt-Höchst-Dosis nicht mehr eingesetzt werden konnte, und das an seiner Stelle verwendete neue Medikament erwies sich als unwirksam. Nach so viel Hoffnung waren wir sehr verzweifelt.

In dieser Situation wurden wir von „unserer“ Frau B., die schon seit Jahren unseren Haushalt versorgte, auf einen Artikel in der Bildzeitung aufmerksam gemacht, in dem von einer sensationellen Neuheit in der Krebsbehandlung, einem gentechnisch entwickelten Antikörper, berichtet wurde, der genau auf die Diagnose von Margeretes Erkrankung passte. Genauere Recherchen ergaben, dass mit diesem Antikörper, „vor unserer Haustür“ sozusagen, an der Uni-Klinik Tübingen experimentiert wurde. Obwohl Margarete aufgrund der langen Krankheitsdauer und der Zahl der bisherigen Behandlungen nicht genau in das dort laufende Versuchsprogramm „passte“, wurde ihr trotzdem eine Behandlung ermöglicht. Wir atmeten auf, und unsere Freude kannte keine Grenzen, als sich herausstellte, dass sie das Medikament gut vertrug und nicht allergisch, wie zu befürchten war, darauf reagierte. Und vor allem: Es schien wirksam zu sein, sehr wirksam sogar. Ein Knoten, der an ihrem Hals sichtbar abstand, verkleinerte sich in atemberaubender Geschwindigkeit. Auch im Röntgen konnte man das Schrumpfen der Lymphknotenkonglomerate beobachten, und die Pleuralergüsse verschwanden zusehends, ihr Atem wurde wieder frei. Wir dachten: Wir haben es doch noch geschafft, vielleicht jetzt – dank des neuentwickelten Antikörpers – endgültig!

Aber leider war es nicht so. Trotz der sichtbaren Wirkung des Medikaments kam Margarete nicht zu Kräften. Akute Schmerzen im Rücken stellten sich ein, und neuerliche Untersuchungen ergaben, dass der Krebs zwar im Brustbereich so gut wie verschwunden war, im Bauchbereich jedoch umso stärker zu wuchern begonnen hatte. Durch eine histologische Untersuchung stellte sich heraus, dass diese Krebszellen anders gebaut waren als die bisherigen – der Antikörper war gegen sie machtlos. Hatte sich der Krebs als „Gegenstrategie“ transformiert? Oder war hier schon immer eine andere Krebsart am

Werk, von der wir bisher nichts wussten? Niemand kannte darauf die Antwort. Margarete war zu diesem Zeitpunkt schon sehr geschwächt. Eine neuerliche Chemotherapie, die von den Ärzten vorgeschlagen wurde, lehnte sie ab, und an der Reaktion der Ärzte war zu merken, dass der Vorschlag ohnehin eher aus Verlegenheit denn aus Überzeugung gekommen war. So begannen – im Mai 1998 – Margaretes letzte Wochen.

2. Die letzten Wochen

Sie kam auf die radiologische Abteilung, weil man sich versprach, durch Bestrahlungen eine Beeinträchtigung von Darm und Blase verhindern zu können. Margarete war aber so geschwächt, dass schon die kleinsten Strahlendosen ihre Abwehr zusammenbrechen ließen. So wurde mit jedem Tag klarer: Sie geht auf den Tod zu. Die Schwestern und Ärzte auf dieser Abteilung, vor allem die leitende Oberärztin, haben mich in den folgenden Wochen mit ihrer mitfühlenden Menschlichkeit tief beeindruckt. Ganz entgegen dem Ruf, den Universitätskliniken in dieser Hinsicht im Allgemeinen haben und ganz entgegen allen Vorurteilen gegen die heutige Apparate-Medizin sind wir hier wunderbaren Menschen begegnet, die Margarete neben handfestem Zupacken, das eine solche Situation erfordert, ganz viel Zuneigung und liebevolle Einfühlung entgegenbrachten.

Freilich hatte das auch mit ihrer Person und ihrem Verhalten zu tun. Das sagten mir die Schwestern und Ärzte immer wieder: Wir können so zu ihr sein, weil sie uns mit so viel Verständnis und Achtung begegnet und mit sich und der Krankheit so offen und ehrlich umgeht. Mir wurde hier ganz besonders deutlich, wie der Umgang zwischen Pflege- bzw. Behandlungspersonal und Kranken immer auch eine wechselseitige Angelegenheit ist und wie sehr Ärzte und Schwestern es auch brauchen, von den Patienten und ihren Angehörigen als gleichwertige Partner anerkannt zu sein und weder überhöht noch als „Dienstpersonal“ funktionalisiert zu werden.

Margarete hatte sich für den Fall, dass es mit ihr zu Ende gehen sollte, zwei Dinge gewünscht: zu Hause zu sterben und bei vollem Bewusstsein zu sterben. Beides sollte sich als unmöglich erweisen. Sie konnte dem aber noch ausdrücklich zustimmen und ihren Frieden damit machen. Ich nahm zwar Kontakt zur örtlichen Organisation für die häusliche Pflege Schwerkranker auf. In den Gesprächen stellte sich aber immer klarer heraus: Margarete im Zustand ihrer Schwäche und Behandlungsbedürftigkeit nach Hause zu bringen, würde auf eine Quälerei für alle Beteiligten hinauslaufen. Wir fanden eine gute „Ersatzlösung“: Margarete wurde in ein Zweibettzimmer verlegt, von dem aus sie einen herrlichen Blick auf fast das gesamte Ammertal hatte, jene Gegend, in der sie die meisten Jahre unseres gemeinsamen Lebens verbracht hatte. In dieses Zimmer wurde auch ich einquartiert - aufgrund einer Verordnung der Oberärztin „aus medizinischen Gründen“. So verbrachte ich - tatkräftig unterstützt von einer der Freundinnen - die letzten drei Wochen ihres Lebens nahezu Tag und Nacht bei ihr.

Eine wichtige Aufgabe hier war für mich, die „Besucher-Regie“ zu übernehmen. Unsere engsten Freunde waren immer bereit zu kommen, wenn Margarete es wünschte. Sie lud jetzt auch von sich aus alle jene Menschen nochmals zu sich ein, die weiter weg lebten, ihr aber besonders wichtig waren, um sich ausdrücklich von ihnen zu verabschieden: ihre Geschwister, ihre Patenkinder, meine Töchter. Aufgrund unserer „Stieffamilien-Situation“ war der Kontakt zwischen meinen Kindern und Margarete nicht immer unproblematisch gewesen. Ich war sehr glücklich darüber, mitzuerleben, wie es jetzt möglich wurde, die tiefe Zuneigung und Wertschätzung, die in den Jahren trotzdem füreinander gewachsen war, so zum Ausdruck zu bringen, wie es in dieser Deutlichkeit vorher nicht der Fall gewesen war.

Margarete wurde von Tag zu Tag schwächer. Das brachte die Notwendigkeit mit sich, manchmal spontane Besuche von Kollegen und Freunden abzuweisen. Auch das war meine Aufgabe, und das fiel mir nicht immer leicht. Unserer beider Neigung, zu den Menschen „nett" zu sein, widersprach das völlig. Aber Margarete wurde in dieser letzten Zeit in dem, was ihr wirklich wichtig war, immer klarer und eindeutiger, und dem gegenüber mussten auch gewisse Rücksichten weichen. In ihrem Namen solche Abgrenzungen zu vollziehen, das war für mich nochmals eine heilsame Herausforderung.

Bevor sie gehen musste, wollte ich noch von ihr hören, wie sie unser gemeinsames „Kind", unsere Therapie- und Fortbildungspraxis weitergeführt wissen wollte. Aber das war ihr nicht mehr wichtig. „Mach du, wie es dir am besten erscheint!" – das war ihre Antwort. Was sie ausdrücklich wollte war, am Ort unseres gemeinsamen Lebens und Arbeitens begraben zu werden und zwar in einem Doppelgrab, in dem ich einmal nicht über ihr, sondern neben ihr zu liegen käme. Wir sprachen in diesen letzten Tagen nicht mehr über Einzelheiten aus der Geschichte unserer Beziehung. Aber sie versicherte mir mehrmals auf meine beunruhigten Fragen, ob noch etwas zwischen uns stünde: „Nein, es steht nichts mehr zwischen uns! Es ist alles gut!"

Dieser Satz erleichterte mich sehr. Ich hüte ihn noch heute in meiner Erinnerung und angesichts so mancher Unzulänglichkeit in unserer gemeinsamen Geschichte wie einen Schatz. Daneben machte mir aber in diesen allerletzten Tagen eine Erfahrung zu schaffen, die mich mehr und mehr beunruhigte. Meine Person und meine Anwesenheit schien für Margarete unwichtiger zu werden. Es entstand eine Distanz zwischen uns, die ich nicht gut aushalten konnte. Manchmal hatte ich den Eindruck, die Oberärztin mit ihrer mütterlich handfesten und zugleich liebevollen Art wurde für sie der wichtigere Halt. Das Thema „Mutter" war ja für sie zeitlebens wichtig gewesen. Vielleicht fand sie in dieser gefährdeten Situation an dieser Frau den mütterlichen Halt, den ihr „inneres Kind" immer gesucht hatte. Oder war es überhaupt so, dass sich ihre Aufmerksamkeit auf etwas anderes auszurichten begann? Sie wollte von mir in den letzten Wochen, dass ich ihr neben Texten aus dem Alten und Neuen Testament immer wieder zwei Texte aus dem tibetischen Totenbuch vorlas, in denen von der „eigentlichen Natur" des Menschen die Rede war, vom „unveränderlichen Licht", „sanft, sprühend, hell, blendend, wunderbar und strahlend", dem der Sterbende begegnet[2]. Wurde ihre Aufmerksamkeit mehr und mehr von mir weg und in diese Richtung gelenkt?

Ich glaube, dass man als Angehöriger damit rechnen und sich darauf einstellen muss, dass es in der letzten Phase zu einer solchen Distanzierung kommt. Man hat als Begleitperson dann nicht etwas falsch gemacht, sondern der Sterbende beginnt seinen letzten Weg, für den er sich durch die Ablösung und Distanzierung bereit macht.

In dieser Zeit ließen sich vor allem nachts die Schmerzen im Bauchbereich immer weniger durch die normalen Dosen Schmerzmittel in Schach halten. Die Oberärztin hatte schon einige Zeit vorher mit Margarete über ihren oben erwähnten zweiten Wunsch, „bei Bewusstsein zu sterben", gesprochen. Sie meinte, ihrer Erfahrung nach sei das für Menschen im Alter von Margarete (sie stand kurz vor ihrem 54. Geburtstag) in der Regel sehr qualvoll. Die Physis würde sich mit aller Macht dagegen sträuben, und das würde dann auf einen furchtbaren Kampf hinauslaufen, bei dem von einem „bewussten Sterben", so wie Margarete sich das vorstellte, auch nicht mehr die Rede sein könnte. Man könnte demgegenüber ja auch den Weg wählen: wenn die Schmerzen eskalieren, die bewusste Entscheidung zu treffen, die Schmerzmittel-Dosis zu erhöhen und dies dann als den Moment des Abschieds zu nehmen.

Die Nacht vor ihrem letzten Tag war für sie sehr qualvoll gewesen. Bei der Visite am Morgen meinte die Oberärztin, jetzt sei wohl der Moment gekommen, diese Entscheidung zu fällen. Margarete zögerte eine Weile, dann stimmte sie zu. Als sie sich dazu durchgerungen hatte, begann sie, sich von den Ärzten, Schwestern und Pflegern, die in Begleitung des Abteilungschefs um ihr Bett standen, mit Handschlag zu verabschieden. Es war ein sehr bewegender Augenblick. Der Chefarzt hielt die hoch emotionale Situation wohl nicht gut aus, er wollte sich zurückziehen. Margarete rief ihn zurück – es war ihr ein Anliegen, auch ihm die Hand zu geben, sich bei ihm für sein Engagement zu bedanken und sich auch von ihm zu verabschieden. Ich werde nie vergessen, wie wir da alle um ihr Bett standen, und die Tränen liefen uns über die Wangen.

Die Dosis musste mehrmals erhöht werden, bis die Mittel eine stärkere Wirkung zeigten. Allmählich trübte sich ihr Bewusstsein ein. Dennoch beruhigte sie sich lange nicht. Es war, als ob ihr alle möglichen ängstigenden Bilder und Gedanken durch Geist und Seele ziehen würden. Obwohl mir die Pflegepersonen versicherten, sie würde von all dem nichts mehr merken, beruhigte mich das wenig. Ich wurde recht unsicher: Im Wachzustand hätte man sie unterstützen und sie hätte solchen Ängsten und Fantasien vielleicht etwas entgegensetzen können.

War sie dem jetzt vollständig und wehrlos ausgeliefert? Ich weiß es nicht, und ich vertraue der Überzeugung der Oberärztin und der Entscheidung von Margarete, dass es gegenüber der Möglichkeit, der Gewalt des physischen Schmerzes voll ausgeliefert zu sein, doch die bessere Alternative war.

Am Abend dieses Tages - ich war kurz auf die Terrasse gegangen, um meine Töchter per Handy über den Stand der Dinge zu informieren - wurde ich dringlich in ihr Zimmer gerufen: Es geht zu Ende! Ich setzte mich an ihr Bett. Ich weiß bis heute nicht, woran ich es erkannte, aber ich wusste genau den Moment, da sie sich anschickte, ihre letzten Atemzüge zu tun. Ich ergriff ihre schon seit einer Weile erkaltenden Hände und sagte zu ihr: „Machs gut, komm gut hinüber!" Dann hatte sie ihren letzten Atemzug getan, und ich schloss ihr die Augen.

Die Tibeter sagen, dass die Seele des Verstorbenen noch Stunden nach dem Tod anwesend ist und man deshalb den Toten noch weiter begleiten soll wie wenn er noch leben würde. Meine Erfahrung war eine andere. Als wir an ihrem Totenbett noch gemeinsam sangen und Texte lasen, hatte ich das klare Gefühl: Sie ist gar nicht mehr da. Der Leichnam ist nicht mehr sie, nicht mehr die Margarete, die meine Frau war. So war es auch in der folgenden Zeit. Viel näher als bei ihrem toten Körper und an ihrem Grab spürte und spüre ich sie in anderen Situationen und Zusammenhängen. Ein Text, den unsere Freundin Paula Weber im Anschluss an Treya Wilber formulierte und den sie an ihrem Grabe las, bringt diese Erfahrung besser zum Ausdruck, als ich es sagen könnte:

Ihr steht an meinem Grabe:
Hier bin ich nicht.
Ich bin im lauen, im frischen Sommerwind

Ich bin im süßen, im schweren Blumenduft.
Ich bin mit den Vögeln hoch in der Luft
im Sonnenstrahl, im Mondenschein,
im kühlen Wasser, im ruhenden Stein,
im Gleichklang der bunten Schmetterlings-Schwingen,
im Grillenzirpen, im Drosselsingen,
im Glanz der Sterne, im Morgenlicht.

Ihr sucht mich an meinem Grabe:
Hier bin ich nicht.

3. Trauerarbeit

Ich hatte die Möglichkeit, mir bald nach ihrem Tod und nach Erledigung der wichtigsten Formalien viel Zeit für meinen Trauerprozess zu nehmen. Pfingsten stand vor der Tür, und ich schloss mich einem Freundespaar an, um mit ihnen eine Woche in Kreta zu verbringen. In der bald darauf folgenden Sommerpause besuchte mich meine ältere Tochter Heidi mit ihrem Freund für eine ganze Woche, danach machte ich mit einem alten Freund unsere bereits traditionelle „Männerwanderung", diesmal in den französischen Alpen, und schließlich ging ich noch mit meiner jüngeren Tochter Stefanie für eine Woche in die Schweizer Berge. Dabei nahm ich mir immer viel Zeit für mich, schrieb in meinem Tagebuch und weinte viel. Es tat unendlich gut, so frei dafür zu sein.

Es wird in Büchern über Trauerprozesse immer wieder gesagt, dass die vielen zu erledigenden Angelegenheiten nach dem Tod eines nahen Angehörigen auch das Gute an sich hätten, dass sie stabilisieren, dass sie vom Schmerz ablenken und so die schwierigste Zeit überbrücken helfen. Ich habe Ablenkung aber zu keiner Zeit als eine für mich geeignete Bewältigungsstrategie erlebt. Im Gegenteil: Depressiv und unleidig begann ich mich regelmäßig dann zu fühlen, wenn ich mich mehr mit anderen Dingen beschäftigte als mit meiner Trauer und meinen Erinnerungen. Es tat mir nur gut, mir viel Zeit dafür zu nehmen, und zwar von Anfang an. Dabei ist mir freilich bewusst, wie privilegiert ich als Selbständiger war, der zusammen mit Margarete auch wirtschaftlich so erfolgreich geworden war, dass er sich diese lange Pause leisten konnte. Bei weitem nicht alle Trauernden in ähnlicher Lage werden sich so viel Freiraum verschaffen können. Wenn es Betroffenen aber möglich ist, sich nach dem Tod des Partners Aus-Zeiten zu nehmen, kann ich das aus meiner Erfahrung nur empfehlen.

Ein weiterer wichtiger Teil meines Verarbeitungsprozesses war, dass ich ein Heft zusammenstellte unter dem Titel „Abschied von Margarete", das ich vervielfältigte und unter den Verwandten und den engsten Freunde verteilte. In der Beileidspost, die ich nach ihrem Tod erhielt, waren wunderbare stärkende und tröstende Texte enthalten. So kam mir die Idee, diesen Schatz aufzubewahren, indem ich eine Sammlung davon erstellte und diese durch Fotos und die Dokumentation der gemeinsamen Rituale, die wir zuletzt begangen hatten, ergänzte. Für mich hat „das Wort" schon immer eine große Rolle gespielt. So war die Zusammenstellung dieses Heftes eine zentral wichtige Form der eigenen Verarbeitung von Margaretes Tod. Im Nachhinein wird mir daran deutlich: Trauern ist nicht nur ein innerer, es ist auch nicht nur ein sozialer Prozess. Handlungsmöglichkeiten zu haben, etwas zu gestalten, in dem sich die Gefühle zum Ausdruck bringen, kann ebenfalls von erheblicher Bedeutung sein. Dabei kann das jeweilige Ausdrucksmedium natürlich für jeden Einzelnen anders sein und muss zu seiner Eigenart passen.

Trauern ist natürlich auch ein sozialer Prozess. Das habe ich in dieser Zeit ebenfalls intensiv erfahren: Unsere Freunde, die jetzt „nur noch" meine Freunde waren, umgaben mich in dieser ganzen Zeit mit großer Liebe und trugen mich förmlich emotional über diese Wegstrecke. Zum Beispiel luden sie mich – und laden mich immer noch – regelmäßig zum Essen ein und waren immer für Gespräch und Austausch über Margarete bereit. Abgesehen davon, dass hier viele Gefühle, die sonst unausgedrückt geblieben wären, ihren Platz bekamen, waren diese Gespräche auch ein wirksames Training, mich auf die neue Situation einzustellen. Zum Beispiel fiel mir immer wieder auf, wie ich noch immer „wir" und „unser" sagte und es schmerzlich üben musste, das „wir" in „ich" und das „unser" in „mein" zu verwandeln.

Eine Zeit lang hatte ich überhaupt Mühe, in der Fortführung der bisher gemeinsamen Arbeit nun allein noch einen Sinn zu sehen. Andererseits machte ich auch die Erfahrung, dass im Laufe der Jahre diese Arbeit wirklich auch „meine" geworden war, wozu Margarete in einem ganz großem Ausmaß mitgeholfen hat. Bald spürte ich auch wieder neue Energie dafür und neue Freude daran, auch wenn es immer noch schmerzlich blieb und bleibt, mit dem, was wir miteinander aufgebaut haben, mit diesem „unserem Kind", nun allein zu sein.

Margarete und ich haben auf der persönlichen Ebene unserer Beziehung keine unerledigten Angelegenheiten zurückgelassen. Wir haben nichts verdrängt und nichts tabuisiert. Wir sind den Weg zu ihrem Ende und zum Ende unseres gemeinsamen Lebens, soweit es uns möglich war, gemeinsam gegangen. So stellte sich bei mir sehr bald das Gefühl ein, „frei für die Zukunft" zu sein. Vor kurzem fand ich in meinem alten Tagebuch folgende eigene Aufzeichnung einige Wochen nach ihrem Tod:

„Gestern beim Anblick der Rosen in unserem Garten kam mir: Schade dass du diesen Sommer nicht mehr erlebt hast. Du bist vorher gestorben. Nein, du bist nicht „vorher" gestorben, du bist in diesen Sommer hinein-gestorben. Nein, du bist in diesen Sommer hinein-geboren. Mit deinem Tod haben alle Rosen zu blühen begonnen. Es ist wie eine Geburt: dein Tod – und alles ist aufgeblüht. Vielleicht bist du mir deshalb in diesem Blühen so nahe."

Eine Woche später hatte ich einen Traum, den ich ebenfalls im Tagebuch festhielt:

„Heute Nacht: Ich habe zum ersten Mal von dir geträumt. Ich sah dich nicht deutlich, aber wir waren bei einem Fest bei Freunden. Und: da war ein kleines, süßes Baby. Es war unser gemeinsames Kind. Ein kleines, süßes Kind! Es lag in einem Kinderwagen. Irgendwie musste ich alles mögliche Gerümpel wegräumen, um zu ihm zu gelangen. Und ich hatte das Gefühl: Beinahe hätte ich es vergessen. Ich schaue es an, sehe eine Ameise über sein Gesichtchen laufen, entferne sie vorsichtig mit dem Finger. Als ich erwache, bin ich ganz selig: unser gemeinsames Kind!"

Diese Wendung zur Zukunft hin verstärkte sich in den folgenden Monaten. Im Januar des darauf folgenden Jahres wurde ich sechzig Jahre alt. Ich mochte diesen runden Geburtstag zwar nicht als lautes Fest feiern. Ich beging ihn als einen Tag der Meditation und Besinnung mit den engsten Freunden. Aber ich erlebte ihn als einen Neuanfang, als den Beginn eines ganz neuen Lebensabschnittes.

Hinweise für ähnlich betroffene Paare

- Stichwort „Abschied“

1. Wenn deutlich wird, dass es zu Ende geht: Tabuisieren Sie diese Tatsache nicht! Sprechen Sie es an (wobei es für alle Beteiligten leichter ist, wenn es vom Kranken selber angesprochen wird)! Wenn es angesprochen ist, überlegen Sie, was es noch „Unerledigtes“ gibt, was unbedingt noch zwischen Ihnen als Partner angesprochen werden muss. Die Gefahr besteht sonst, dass es als unerledigte Angelegenheit zwischen Ihnen stehen bleibt und Sie in der Zukunft weiter beschwert.

2. Besprechen Sie auch die Dinge miteinander, die noch äußerlich geklärt und geregelt werden müssen und wofür Sie noch eine Willensäußerung des Sterbenden brauchen! Klären Sie vor allem, wo (Krankenhaus oder daheim) und in welchem Zustand (bei Bewusstsein oder nicht) der Kranke sterben will. Selbst wenn sich das eine oder das andere dann nicht verwirklichen lässt, geschieht es dadurch nicht über seinen Kopf hinweg.

3. Ermöglichen Sie dem Sterbenden, wenn er es wünscht, sich von den Menschen ausdrücklich zu verabschieden, bei denen ihm das wichtig ist, und organisieren Sie für ihn die Möglichkeiten dazu. Sorgen Sie dafür, dass nur noch Menschen Kontakt zum Sterbenden aufnehmen, zu denen er selber Kontakt haben will.

4. Vielleicht braucht der Sterbende jetzt auch Rituale, die ihm Halt und Vertrauen geben. Seien Sie offen dafür, sprechen Sie, so weit möglich, mit ihm darüber und ermöglichen Sie ihm, das zu vollziehen, was er braucht, um in Frieden Abschied nehmen zu können.

- Stichwort „Trauerarbeit"

1. Je bewusster und offener Sie miteinander auf den Tod zugegangen sind, je weniger Angelegenheiten Sie miteinander unerledigt gelassen haben und je mehr Zeit sie dafür hatten oder sich genommen haben, desto schneller wird der Trauerprozess zu einem Abschluss kommen können. Und umgekehrt: Je unerwarteter der Tod eingetreten ist oder je mehr noch offen und unerledigt zwischen Ihnen geblieben ist, desto mehr Zeit braucht es, und es ist gut, wenn Sie sich diese auch dafür nehmen.

2. Wenn Sie die Möglichkeit dazu haben, lassen Sie die Zeit nach dem Tod des Partners frei von Ablenkungen und Verpflichtungen. Geben Sie in dieser Zeit Ihren Gefühlen und Erinnerungen Raum. Es kann hilfreich sein, den Trauerprozess aktiv zu gestalten: durch Schreiben (Tagebuch), Gestalten (Bilder, Textsammlungen usw.), Rituale und dergleichen.

3. Nehmen Sie im Trauerprozess auch Ihre Freunde in Anspruch. Trauern ist ein sozialer Prozess. Es braucht Menschen, die Sie stützen, Ihnen zuhören, Ihnen Raum für Ihre Gefühle geben.

4. Was nach dem Tod eines nahen Menschen zu erledigen ist, kann Halt und Struktur vermitteln. Achten Sie aber darauf, was in diesem Sinne hilft und was nur ablenkt und zerstreut. Schaffen Sie sich jene Räume, in denen Sie Schmerz und Trauer zulassen können. Je intensiver Sie da hindurchgehen, desto eher werden Sie wieder Boden unter den Füßen verspüren und sich der eigenen Zukunft öffnen können.

EPILOG

Für die letzten Kapitel dieses Buches habe ich mich zweimal für einige Tage ins Allgäu zurückgezogen, in die Wohnung meiner älteren Tochter Heidi, die hier ihre Weiterbildung zur Kinderärztin begonnen hat. Ich habe da einen goldenen Herbst erlebt und erlebe gerade jetzt einen strahlenden Winter. Beides lässt mich das Leben in seiner überwältigenden Schönheit erfahren: Die bunte Vielfalt der Farben des Herbstes hat mich tief berührt, und ebenso ergeht es mir jetzt mit dem gleißenden Licht dieses Winters unter strahlend blauem Himmel. Aber gleichzeitig gemahnt mich doch beides auch sehr direkt an den Tod. Die bunten Blätter, die fast wie Blüten wirken, sind doch vergilbende Blätter, und der glitzernde Schnee hat das abgestorbene Leben unter sich begraben ...

Genauso ergeht es mir jetzt oft. Ich genieße das Leben wieder in vollen Zügen. Sogar eine neue Liebe ist mir geschenkt worden, die Liebe zu einer erheblich jüngeren, wundervollen Frau. Meine Bücher werden nach wie vor gerne gelesen, der Anfragen nach Therapie, Vorträgen und Seminaren kann ich mich kaum erwehren. Dabei hat sich gegenüber früher etwas erheblich verändert: Der furchtbare Druck ist von mir abgefallen, dieser Druck, mit dem ich mir und denen, die mit mir lebten, vor allem Margarete, das Leben früher schwer gemacht habe:

Dieser Druck, unter den ich mich so oft gesetzt habe – aus Perfektionismus, aus Versagensängsten, aus übertriebener Gewissenhaftigkeit –, ist seit dem Tod Margaretes so gut wie verschwunden. Das ist eine ungeheure Erleichterung. Nach der schweren Zeit ist das Leben neu erblüht. Und doch spüre ich jeden Tag, wie all dieses Leben unübersehbar die Zeichen der Vergänglichkeit an sich trägt. Der Tod ist wie in den letzten Jahren mit Margarete immer noch mein ständiger Begleiter. Täglich schaue ich mir in der Zeitung die Todesanzeigen an und sehe, wie die Geburtsdaten der alt Verstorbenen näher und näher an mein eigenes heranrücken. In meinem Bewusstsein steht beides ganz dicht nebeneinander: das volle Leben und das Ende im Tod. Und gegen diesen Tod spüre ich immer wieder eine ungeheure Rebellion in mir ...

Ich weiß, was für mich in dem jetzt begonnenen Lebensabschnitt das Wichtigste ist, das ich noch zu lernen habe: so zu leben, dass ich diesen Tod annehmen kann – als einen Teil auch meines Lebens. Margaretes Art zu leben, zu der sie sich in der Auseinandersetzung mit ihrer Krankheit, durchgearbeitet hat, ist mir dafür Vermächtnis. In den Wochen nach ihrem Tod habe ich für mich dieses Vermächtnis in die drei Stichworte zusammengefasst:

Liebevolle Sorgfalt
Liebevolle Gelassenheit
Liebevolle Großzügigkeit.

Darin drückt sich etwas von ihrem Wesen aus, das in den Jahren ihrer Krankheit immer deutlicher zum Vorschein kam. Ich bin dabei, mir dieses Vermächtnis anzueignen – zu meinem eigenen Wohl und Wohl der Menschen, mit denen ich weiter lebe und arbeite.

ANMERKUNGEN

Anmerkungen Prolog:

1 Mit „niedrig maligne" und „hoch maligne" werden Grade der Bösartigkeit der Krebserkrankung bezeichnet.

2 Jellouschek, Hans: Wie Partnerschaft gelingt - Spielregeln der Liebe. Herder Spektrum, Freiburg i. Br., 8. Aufl., 2001

Anmerkungen zum 1. Kapitel:

1 Simonton O. C., Simonton S., Crighton J.: Wieder gesund werden. Rowohlt, Reinbeck, 1982

2 Tannen, Deborah: Du kannst mich einfach nicht verstehen. Goldmann Verlag, München 1999
Gray, John: Männer sind anders. Frauen auch: Goldmann Taschenbuch 12487, München 1993
Pease, Allan und Barbara: Warum Männer nicht zuhören und Frauen schlecht einparken. Ullstein Taschenbuch 35969, München, 8. Auflage, 2001
Jellouschek, Hans: Männliche Beziehungsgestaltung. In: Mit dem Beruf verheiratet. Von der Kunst, ein erfolgreicher Mann, Familienvater und Liebhaber zu sein. Kreuz Verlag, Stuttgart, 3. Auflage 2000. S. 57-74

Anmerkungen zum 2. Kapitel

1 Verres, Rolf: Krebs und Angst. Subjektive Theorien von Laien über Entstehung, Vorsorge, Früherkennung, Behandlung und die psychosozialen Folgen von Krebserkrankungen. Springer, Heidelberg, 1986

2 Wilber, Ken: Mut und Gnade. Scherz, 2. Auflage, 1992, S.60-63

3 LeShan, Psychotherapie gegen den Krebs. Klett-Cotta, Stuttgart, 8. Aufl. 1999

4 Ciompi, Luc: Die affektiven Grundlagen des Denkens - Kommunikation und Psychotherapie aus der Sicht der fraktalen Affektlogik. In:

Welter-Enderlin, Rosmarie u. Hildenbrand, Bruno: Gefühle und Systeme. Die emotionale Rahmung beraterischer und therapeutischer Prozesse. Carl Auer Systeme Verlag, Heidelberg 1998, S. 77–100

5 Welter-Enderlin, Rosmarie: Geschichten von chronisch Kranken und ihren Familien. In: Wie aus Familiengeschichten Zukunft entsteht. Neue Wege systemischer Therapie und Beratung. Herder, Freiburg, 1999, S. 91–111

6 Sonntag, Susan: Krankheit als Metapher. Fischer Taschenbuch 3823, Frankfurt 1981

7 Le Shan, L.: Psychotherapie gegen den Krebs. Über die Bedeutung emotionaler Faktoren bei der Entstehung und Heilung von Krebs. Klett-Cotta, Stuttgart 1982. Vgl. Anm. 3. Dazu die Kritische Auseinandersetzung mit dem Konzept der „Krebspersönlichkeit“: Schwarz, Reinhold: Die Krebspersönlichkeit: Mythos und klinische Realität. Schattauer Verlag, Stuttgart-New York, 1994

8 Wilber, Ken: Mut und Gnade, s.o.

9 Ebd. S. 66 f

10 Kreibich-Fischer, Renate: Krebsbewältigung und Lebenssinn. Gespräche mit Patienten und Ärzten. Nomos Verlag, Baden-Baden 1994.

11 Welter-Enderlin, Rosmarie: Krankheitsverständnis und Alltagsbewältigung in Familien mit chronischer Polyarthritis. Psychologie Verlag, Weinheim 1989, vergriffen. Zusammenfassung in: Welter-Enderlin, Rosmarie: Geschichten von chronisch Kranken und ihren Familien. In: Wie aus Familiengeschichten Zukunft entsteht, S. 96–110.

Anmerkungen zum 3. Kapitel

1 Die genannten Polaritäten werden ausführlich besprochen in: Jellouschek, Hans: Warum hast du mir das angetan? Untreue als Chance. Serie Piper 2465, München, 4. Auflage Februar 2000. Im theoretischen Zusammenhang wird das Konzept dargestellt in: Tiedemann, Friederike u. Jellouschek, Hans: Systemische Paartherapie – Ein integratives Konzept. In: Ztschr. Psychotherapie im Dialog. Nr. 2, Juni 2000, Georg Thieme Verlag Stuttgart / New York, S. 37–44. Ebenso in: Welter-Enderlin, Rosmarie und Jellouschek, Hans: Paartherapie. In: Wirsching, Michael und Scheib, Peter: Paar- und Familientherapie. Springer-Verlag, Heidelberg 2002. S. 199–226.

2 Siehe Anm. 2 in Kp. 2

3 Moeller, Michael Lukas: Die Wahrheit beginnt zu zweit. Das Paar im Gespräch, rororo Sachbuch 60379, Reinbek 1996.

4 Schellenbaum, Peter: Das Nein in der Liebe. Abgrenzung und Hingabe in der erotischen Beziehung. Kreuz Verlag Stuttgart, 1984

5 Napier, August Y.: Ich dachte immer, meine Ehe sei gut, bis meine Frau mir sagte, wie sie sich fühlt. München 1995

6 Watzlawick, Paul: Menschliche Kommunikation. Formen, Störungen, Paradoxien. Bern, Stuttgart, Wien 1973
7 Gottman, John M./ Silver, Nan: Die sieben Geheimnisse der glücklichen Ehe. Marion von Schröder Verlag, München, 2. Aufl. 2000, S. 123-154
8 Weber, Gunthard (Hrsg.): Zweierlei Glück. Die systemische Psychotherapie Bert Hellingers. Carl Auer Verlag, Heidelberg 1994, S. 22 ff
9 Zur Psychodynamik und Beziehungsdynamik von „Vatertöchtern" und „Muttersöhnen": Jellouschek, Hans: Warum hast du mir das angetan, S. 91-121
10 Welter-Enderlin, Rosmarie / Jellouschek, Hans: Paartherapie. In: Wirsching, Michael s. Anm. 1.
11 Zettl, Stefan / Hartlapp, Joachim: Krebs und Sexualität. Ein Ratgeber für Krebspatienten und ihre Partner. Weingärtner (St. Augustin) 1996
12 Jellouschek, Hans: Wenn die Leidenschaft erlischt ... In: Wie Partnerschaft gelingt, Herder Spektrum, Band 5134, Freiburg 2001, S. 90-96.
13 Jellouschek, Hans: Die Kunst als Paar zu leben. Kreuz Verlag Stuttgart, 12. Aufl. 1999, S. 17-36.

Anmerkungen zum 4. Kapitel

1 Theodor Fontane, O trübe diese Tage nicht. Zit. Aus: Gedichte in einem Band, Insel Verlag Frankfurt/M, Hg. v. Otto v. Drude.
2 Schenk, Herrad: Das Haus, das Glück und der Tod. Verlag C. H. Beck, München 1998
3 Jellouschek, Hans: Du bist mein Ein und Alles. Liebe als Totalanspruch. In: Die Kunst als Paar zu leben, S. 76-95
4 Ignatius von Loyola: Geistliche Übungen. Übers. und kommentiert von Adolf Haas S.J., Verlag Herder, Freiburg 1966
5 Andreas Gryphius, Mein sind die Jahre nicht. Zit aus: Gesamtausgabe der Deutschsprachigen Werke in 8 Bänden, Niemeyer Verlag Tübingen.
6 Die Grundgedanken seines Ansatzes sind am prägnantesten enthalten in: Jäger, Willigis: Die Welle ist das Meer. Mystische Spiritualität. Hrsg. von Christoph Quarch. Herder Spektrum 5046, Freiburg, 2000. Eine ausführliche Anleitung zum meditativen Gebet ist das Buch: Jäger, Willigis: Kontemplation. Gott begegnen heute, Neuausgabe Herder Spektrum 5278, Freiburg 2002.
7 Kornfield, Jack: Frag den Buddha und geh den Weg des Herzens. Kösel, München 1993

Anmerkungen zum 5. Kapitel

1 Hilde Domin, Gesammelte Gedichte. S. Fischer Verlag, Frankfurt/M., 10.-12- Tsd. 1991.
2 Das Tibetanische Totenbuch. Walter Verlag 1971/1990, S. 170f und 179f

Zusammenleben

Hans Jellouschek
Wie Partnerschaft gelingt – Spielregeln der Liebe
Beziehungskrisen sind Entwicklungschancen
Band 5134
Was jeder tun kann, um die eigene Partnerschaft auf Dauer lebendig zu halten und Krisen als Chance zur Vertiefung der Beziehung zu erleben.

Hans Jellouschek
Wagnis Partnerschaft
Wie Liebe, Familie und Beruf zusammengehen
192 Seiten, gebunden mit Schutzumschlag
ISBN 3-451-28345-X
Jedes Paar kann lernen, im Spannungsfeld von Beziehung, Familie und Beruf die richtige Form, und den eigenen Weg zu finden.

Shmuley Boteach
Koscherer Sex
Ein Leitfaden für Leidenschaft und Intimität
Band 5323
Der US-Bestseller. „Intelligent, im Zeittrend und aus der Tiefe einer großen spirituellen Tradition" (C. Quarch).

Otto Brink
Spielregeln der Partnerschaft
Systemische Lösungen nach Bert Hellinger
Band 5109
Für eine gelingende Partnerschaft sind bestimmte Grundhaltungen wichtig. Erkenntnisse, damit es gar nicht erst zu Krisen kommt.

Otto Brink/Alexander Quasebarth/Petra Saltuari
Wie Offenheit die Liebe stärkt
Zwiegespräch und Familien-Stellen
Band 5387
Erkenntnisse zweier populärer Psychologen praktisch zusammengebracht.

Mathias Jung
Ich liebe dich. Nur nicht grad jetzt
Große Liebe, kleine Krisen
Band 5392
Die Liebe ist eine Baustelle. Welche Instandsetzungsarbeiten sie braucht, zeigt der erfahrene Psychotherapeut anhand von zahlreichen Beispielen.

Karlheinz Moosig
Streiten – aber fair
Konflikte gut und konstruktiv lösen
Band 5292
Keine Angst vor Streit! Fairer Streit verbindet, er kann sogar Spaß machen und zu guten Lösungen führen. Ein praktischer Grundkurs für den Alltag.

Simone Pöhlmann/Angela Roethe
Streiten will gelernt sein
Die kleine Schule der fairen Kommunikation
Band 5454
Gedacht ist nicht gesagt. Gesagt ist nicht gehört. Gehört ist nicht verstanden. Verstanden ist nicht einverstanden. Verstanden? Mit dieser Streitschule kann jeder lernen, fair zu streiten.

Ernst Andreas Stadter
Ich will dir sagen, was ich fühle
Emotionale Kompetenz in Beziehungen
Band 5317
So kann es jedem gelingen in glücklichen Beziehungen zu leben. Eine praktische Einführung in die Kunst der sozialen Kompetenz.

Claude Steiner/Gabriele Michel/Hartmut Oberdieck
Die Kunst, sich miteinander wohl zu fühlen
Emotionale Kompetenz in Familie und Partnerschaft
Band 5444
EK – eine hoch entwickelte Fähigkeit: wahrnehmen, verstehen, zuhören, konstruktiv handeln. Bedeutend in der Kommunikation und im Zusammenleben.